MICROBIOTA E O EIXO INTESTINO-CÉREBRO

A Medicina é uma área do conhecimento em constante evolução. Os protocolos de segurança devem ser seguidos, porém novas pesquisas e testes clínicos podem merecer análises e revisões, inclusive de regulação, normas técnicas e regras do órgão de classe, como códigos de ética, aplicáveis à matéria. Alterações em tratamentos medicamentosos ou decorrentes de procedimentos tornam-se necessárias e adequadas. Os leitores, profissionais da saúde que se sirvam desta obra como apoio ao conhecimento, são aconselhados a conferir as informações fornecidas pelo fabricante de cada medicamento a ser administrado, verificando as condições clínicas e de saúde do paciente, dose recomendada, o modo e a duração da administração, bem como as contraindicações e os efeitos adversos. Da mesma forma, são aconselhados a verificar também as informações fornecidas sobre a utilização de equipamentos médicos e/ou a interpretação de seus resultados em respectivos manuais do fabricante. É responsabilidade do médico, com base na sua experiência e na avaliação clínica do paciente e de suas condições de saúde e de eventuais comorbidades, determinar as dosagens e o melhor tratamento aplicável a cada situação. As linhas de pesquisa ou de argumentação do autor, assim como suas opiniões, não são necessariamente as da Editora.

Esta obra serve apenas de apoio complementar a estudantes e à prática médica, mas não substitui a avaliação clínica e de saúde de pacientes, sendo do leitor – estudante ou profissional da saúde – a responsabilidade pelo uso da obra como instrumento complementar à sua experiência e ao seu conhecimento próprio e individual.

Do mesmo modo, foram empregados todos os esforços para garantir a proteção dos direitos de autor envolvidos na obra, inclusive quanto às obras de terceiros e imagens e ilustrações aqui reproduzidas. Caso algum autor se sinta prejudicado, favor entrar em contato com a Editora.

Finalmente, cabe orientar o leitor que a citação de passagens desta obra com o objetivo de debate ou exemplificação ou ainda a reprodução de pequenos trechos desta obra para uso privado, sem intuito comercial e desde que não prejudique a normal exploração da obra, são, por um lado, permitidas pela Lei de Direitos Autorais, art. 46, incisos II e III. Por outro, a mesma Lei de Direitos Autorais, no art. 29, incisos I, VI e VII, proíbe a reprodução parcial ou integral desta obra, sem prévia autorização, para uso coletivo, bem como o compartilhamento indiscriminado de cópias não autorizadas, inclusive em grupos de grande audiência em redes sociais e aplicativos de mensagens instantâneas. Essa prática prejudica a normal exploração da obra pelo seu autor, ameaçando a edição técnica e universitária de livros científicos e didáticos e a produção de novas obras de qualquer autor.

EDITORES
Adriana Trejger Kachani
Táki Athanássios Cordás

MICROBIOTA E O EIXO INTESTINO-CÉREBRO

Copyright © 2025 Editora Manole, por meio de contrato com os editores.

Produção editorial: Paris Serviços Editoriais e Educacionais
Projeto gráfico: Departamento de Arte da Editora Manole
Diagramação e imagens: Formato Editoração
Capa: Ricardo Yoshiaki Rodrigues
Imagens de capa: freepik.com

CIP-BRASIL. CATALOGAÇÃO NA PUBLICAÇÃO
SINDICATO NACIONAL DOS EDITORES DE LIVROS, RJ

M572

Microbiota e o eixo intestino-cérebro / editores Adriana Trejger Kachani, Táki
Athanássios Cordás. – 1. ed. – Barueri [SP] : Manole, 2025.

Inclui bibliografia e índice
ISBN 9788520461341

1. Intestinos. 2. Sistema gastrointestinal. 3. Aparelho digestivo. 4. Microbiologia. 5.
Sistema gastrointestinal – Doenças – Aspectos psicossomáticos. I. Kachani, Adriana
Trejger. II. Cordás, Táki Athanássios.

| | CDD: 612.33 |
| 24-94380 | CDU: 612.33 |

Meri Gleice Rodrigues de Souza – Bibliotecária – CRB-7/6439

Todos os direitos reservados.
Nenhuma parte deste livro poderá ser reproduzida, por qualquer processo, sem a permissão expressa dos editores.
É proibida a reprodução por fotocópia.

A Editora Manole é filiada à ABDR – Associação Brasileira de Direitos Reprográficos.

Edição – 2025

Editora Manole Ltda.
Alameda Rio Negro, 967 – CJ 717
Barueri – SP – Brasil
CEP: 06454-000
Fone: (11) 4196-6000
www.manole.com.br | https://atendimento.manole.com.br/

Impreso en Brasil | *Printed in Brazil*

Sobre os editores

Adriana Trejger Kachani

Nutricionista pelo Centro Universitário São Camilo. Mestre e doutora pela Faculdade de Medicina da Universidade de São Paulo (FMUSP). Especialista em Nutrição Funcional e em Vegetarianismo pela Faculdade de Medicina da Santa Casa de São Paulo/Faculdade Valéria Pascoal (FVP). Coordenadora da Equipe de Nutrição do Programa da Mulher Dependente Química (Promud) do Instituto de Psiquiatria do Hospital das Clínicas da FMUSP (IPq-HCFMUSP). Formada em Relações Públicas pela Escola de Comunicações e Artes da USP (ECA-USP).

Táki Athanássios Cordás

Coordenador da Assistência Clínica do Instituto de Psiquiatria do Hospital das Clínicas da Faculdade de Medicina da Universidade de São Paulo (IPq-HCFMUSP). Coordenador do Programa de Transtornos Alimentares (Ambulim) do IPq-HCFMUSP. Professor dos programas de pós-graduação do Departamento de Psiquiatria da USP, do Programa de Neurociências e Comportamento do Instituto de Psicologia da USP e do Programa de Fisiopatologa Experimental da FMUSP.

Sobre os autores

Adriana Trejger Kachani

Nutricionista pelo Centro Universitário São Camilo. Mestre e doutora pela Faculdade de Medicina da Universidade de São Paulo (FMUSP). Especialista em Nutrição Funcional e em Vegetarianismo pela Faculdade de Medicina da Santa Casa de São Paulo/Faculdade Valéria Pascoal (FVP). Coordenadora da Equipe de Nutrição do Programa da Mulher Dependente Química (Promud) do Instituto de Psiquiatria do Hospital das Clínicas da FMUSP (IPq-HCFMUSP). Formada em Relações Públicas pela Escola de Comunicações e Artes da USP (ECA-USP).

Amelie Gabrielle Vieira Falconi

Coordenadora da pós-graduação de Medicina da Dor da Sanar. Professora da pós-graduação de Medicina Intervencionista da Dor da Faculdade Einstein. Escritora do *best-seller Existe vida além da dor*. Médica da dor e sócia da clínica Prosport, Juiz de Fora-MG. Pós-graduada em Dor e Ultrassonografia pela Singular Cursos. *Fellow of Interventional Pain Practice* pelo World Institute of Pain. *Fellowship* em Medicina Intervencionista da Dor pela Clínica Aliviar, Rio de Janeiro. Título de área de atuação em Dor pela Associação Médica Brasileira (AMB). Especialista em Dor pela Santa Casa de São Paulo. Pós-graduação em Anestesia Regional pelo Instituto de Ensino Sírio-Libanês. Residência médica em Anestesiologia pelo Hospital e Maternidade Terezinha de Jesus da Universidade Federal de Juiz de Fora (UFJF). Médica pela UFJF.

Artur Jorge Lima Bezerra

Graduando de Medicina pela Universidade Federal de Pernambuco (UFPE). Pesquisador do grupo de pesquisa em Doenças Endócrinas e do Metabolismo (Grupem) da Universidade Católica de Pernambuco (Unicap).

Denis Pajecki

Cirurgião do aparelho digestivo. Professor Livre-Docente pela Faculdade de Medicina da Universidade de São Paulo (FMUSP). Supervisor da Unidade de Cirurgia Bariátrica e Metabólica do Hospital das Clínicas da FMUSP.

Diulia Nogueira de Oliveira Vecchi

Nutricionista da Clínica Buffulin Reumatologia em São José do Rio Preto-SP. Pós-graduada em Nutrição Clínica Funcional pela VP/Santa Casa de Misericórdia de São Paulo e em Cirurgia Bariátrica pela Faculdade Unyleya. Pós-graduanda em Fitoterapia pela VP. Especialista em Modulação Intestinal pelo Murilo Pereira.

Ênio Roberto de Andrade

Diretor do Serviço de Psiquiatria da Infância e da Adolescência do Instituto de Psiquiatria do Hospital das Clínicas da Faculdade de Medicina da Universidade de São Paulo (IPq-HCFMUSP).

Éric Guimarães Machado

Médico pela Universidade Severino Sombra, Vassouras-RJ. Residência médica em Anestesiologia pelo Hospital Maternidade Therezinha de Jesus da Universidade Federal de Juiz de Fora (CET HU/UFJF). Especialista em Anestesiologia pela Sociedade Brasileira de Anestesiologia/Associação Médica Brasileira (SBA/AMB). Pós-graduação *lato sensu* em Acupuntura pelo Instituto de Ciências do Saber (Incisa/Imam), Três Rios-RJ. Coordenador do Serviço de Anestesiologia do Hospital de Traumatologia e Ortopedia Dona Lindu, Paraíba do Sul-RJ.

Flavia Cardoso

Médica pela Faculdade de Medicina da Universidade de São Paulo (FMUSP). Residência em Psiquiatria pelo Instituto de Psiquiatria do Hospital das Clínicas da FMUSP (IPq-HCFMUSP). Preceptora na residência médica em rede em Psiquiatria da Secretaria Municipal de Saúde de São Paulo e psiquiatra do Caps II Perdizes, São Paulo. Ex-preceptora da graduação da FMUSP. Psiquiatra voluntária do Programa da Mulher Dependente Química (Promud) do IPq-HCFMUSP.

Francisco Morato Dias Abreu

Médico pela Universidade Federal de Uberlândia. Residência em Anestesiologia (MEC/SBA) pelo CET Hospital Santa Genoveva de Uberlândia. *Fellow* em Medicina Intervencionista da Dor pelo Singular Centro de Controle da Dor em Campinas e São Paulo. *Fellow interventional pain practice* pelo World Institute of Pain (WIP). Ex-coordenador da pós-graduação em Medicina Intervencionista da Dor da Faculdade Sinpain. Professor das pós-graduações de Medicina Intervencionista da Dor do Einstein e UsMaster do Sinpain.

Giovana de Alcântara Burzlaff Souto Mayor

Enfermeira pela Universidade Católica de Pernambuco (Unicap). Pesquisadora do Grupo de Pesquisa em Doenças Endócrinas e do Metabolismo (Grupem) da Unicap. Participante do projeto de extensão Crescer Saudável e Unicap Salvando Vidas.

Ilana Korkes Santo

Graduada em Medicina pela Escola Paulista de Medicina da Universidade Federal de São Paulo (EPM-Unifesp). Residência em Clínica Médica e em Endocrinologia e Metabologia pela EPM-Unifesp. Especialista em Endocrinologia e Metabologia pela Sociedade Brasileira de Endocrinologia e Metabologia (Sbem).

Ilanna Marques Gomes da Rocha

Doutora em Gastroenterologia pela Faculdade de Medicina da Universidade de São Paulo (FMUSP). Graduada e mestre em Nutrição pela Universidade Federal do Rio Grande do Norte (UFRN). Residência em Nutrição Clínica pelo Hospital das Clínicas da Universidade Federal de Pernambuco (UFPE). Pesquisadora voluntária do Departamento de Gastroenterologia da FMUSP.

Katia Sivieri

Bacharel em Ciências Biológicas. Professora dos Programas de Pós-Graduação em Alimentos, Nutrição e Engenharia de Alimentos da Universidade Estadual de São Paulo (Unesp) e em Biotecnologia em Medicina Regenerativa e Química Medicinal da Universidade de Araraquara (Uniara).

Lara Natacci

Nutricionista, mestre, doutora e pós-doutora pela Universidade de São Paulo (USP). Certificada em Coaching de Saúde e Bem-Estar pelo American College of Sports and Medicine. Especializações em Transtornos Alimentares na Universidade de Paris V, em Bases Fisiológicas da Nutrição no Esporte pela Universidade Federal de São Paulo (Unifesp) e em Nutrição Clínica Funcional pela Universidade Ibirapuera (Unib). Membro de comitê consultivo do Pacto Global da ONU e da diretoria da Sociedade Brasileira de Alimentação e Nutrição (Sban). Diretora clínica da Dietnet Nutrição, Saúde e Bem-Estar. Autora de seis livros de nutrição e colunista da *Veja Saúde*.

Lucio Huebra Pimentel Filho

Neurologista e médico do sono. Mestre em Ciências (Psicobiologia/Medicina do Sono) pela Universidade Federal de São Paulo (Unifesp). Membro da Diretoria do Núcleo de Sono do Hospital Sírio-Libanês.

Marcia Daskal

Nutricionista pela Faculdade de Saúde Pública da Universidade de São Paulo (FSP-USP). Mestre em Ciências aplicadas à Pediatria pela Univeridade Federal de São Paulo (Unifesp). Especialista em Nutrição do Adolescente pela Associação Brasileira de Nutrição (Asbran) e em Fitoterapia pela Faiara. Formação em *Health and Wellness Coaching* (*Carevolution* e *Wellcoaches*). Fundadora da Recomendo Nutrição e Qualidade de Vida, e autora dos livros *Nutrição esportiva: uma visão prática*, *#NutriçãoForadaCaixa* e *#NutriçãoForadaCaixinha*, todos pela Editora Manole.

Marco Antônio Borges Scriboni Gonzalez

Acadêmico interno de Medicina pela Faculdade de Medicina de Catanduva, participando de projetos de pesquisa em Gestão em Saúde, Infectologia e Microbiota Intestinal e Eixo Cérebro-Intestino.

Marco Aurelio Santo

Professor Livre-Docente Associado da Faculdade de Medicina da Universidade de São Paulo (FMUSP). Diretor do Serviço de Cirurgia Bariátrica e Metabólica do Hospital das Clínicas da FMUSP.

Marco Aurelio Santo Filho

Graduado em Medicina pela Escola Paulista de Medicina da Universidade Federal de São Paulo (EPM-Unifesp). Residência em Cirurgia Geral pela

EPM-Unifesp. Residência em Cirurgia do Aparelho Digestivo e Coloproctologia pelo Hospital das Clínicas da Faculdade de Medicina da Universidade de São Paulo (HCFMUSP). Especialista em Cirurgia do Aparelho Digestivo e em Cirurgia Bariátrica pelo Colégio Brasileiro de Cirurgia Digestiva (CBCD). Membro titular do CBCD. Cirurgião associado à Sociedade Brasileira de Cirurgia Bariátrica e Metabólica.

Marcus V. Zanetti

Médico psiquiatra e doutor em Ciências pela Faculdade de Medicina da Universidade de São Paulo (FMUSP). Foi preceptor da residência médica do Departamento e Instituto de Psiquiatria (IPq) da FMUSP, coordenador do curso de Psicopatologia para os residentes da mesma instituição, além de vice-coordenador da disciplina Bases Fisiológicas da Prática Médica – Capítulo de Psiquiatria para os alunos de graduação da FMUSP. Participou de pesquisa translacional em transtornos psicóticos e do humor no Laboratório de Neuroimagem em Psiquiatria (LIM-21) da FMUSP, onde ajudou a criar um grupo de trabalho que colabora com o Consórcio Enigma (https://enigma.ini.usc.edu/), a maior iniciativa multicêntrica de imagem cerebral e dados genéticos do mundo. Docente da Faculdade Sírio-Libanês (antigo Instituto de Ensino e Pesquisa). Coordenador científico do Ambulatório de Depressão Resistente ao Tratamento, Autolesão e Suicidalidade do IPq do Hospital das Clínicas da FMUSP (Pro-DRAS). Organizador do Gut-Brain Congress.

Maria Antônia Simões Rego

Médica pela Faculdade de Medicina da Universidade de São Paulo (FMUSP), com residência em Psiquiatria pelo Instituto de Psiquiatria do Hospital das Clínicas da FMUSP (IPq-HCFMUSP). Colaboradora do Ambulim do IPq-HCFMUSP, onde é professora do curso de aperfeiçoamento em Transtornos Alimentares. Professora do curso de aperfeiçoamento em Psicologia e Psicopatologia Perinatal do Instituto Sedes Sapientiae.

Maria Fernanda Naufel

Nutricionista com área de atuação em Distúrbios do Sono. Doutora em Nutrição pela Universidade Federal de São Paulo (Unifesp). Representante do Conselho de Nutrição da Associação Brasileira do Sono (ABS).

Marina Toscano de Oliveira

Psiquiatra pelo Serviço de Saúde Dr. Cândido Ferreira e psiquiatra infantojuvenil pela Universidade Federal de São Paulo (Unifesp). Docente na Faculdade de Medicina de Catanduva. Coordenadora e docente da Academia Nacional de Psicologia. Mestranda no programa de Biotecnologia em Medicina Regenerativa e Química Medicinal na Universidade de Araraquara (Uniara).

Marise de Farias Lima Carvalho

Médica clínica e endocrinologista. Mestre e doutora em Neuroendocrinologia pela Universidade Federal de Pernambuco (UFPE). Professora dos cursos de Medicina da UFPE, Universidade Católica de Permabuco (Unicap) e Universidade de Pernambuco (UPE). Pesquisadora chefe do Grupo de Pesquisas em Doenças Endócrinas e do Metabolismo (Grupem) da Unicap.

Mauricio Vecchi Carmo

Cirurgião do Aparelho Digestivo da Kaiser Hospital-Dia e Hospital Beneficência Portuguesa de São José do Rio Preto-SP. Especialista em Cirurgia do Aparelho Digestivo pela Associação Médica Brasileira (AMB). Membro titular do Colégio Brasileiro de Cirurgia Digestiva da Sociedade Brasileira de Cirurgia Bariátrica e Metabólica e da Sociedade Brasileira de Cirurgia Minimamente Invasiva. Mestrando pela Faculdade de Medicina de São José do Rio Preto (Famerp).

Michele de Oliveira Gonzalez

Médica psiquiatra voluntária no Ambulim [Programa de transtornos alimentares do Instituto de Psiquiatra do Hospital das Clínicas da Faculdade de Medicina da Universidade de São Paulo (HCFMUSP)]. Pós-graduação *lato sensu* em Educação Médica com ênfase em metodologias ativas. Especialista em Psiquiatria pela Associação Brasileira de Psiquiatria (ABP). Residência médica em Psiquiatria pela Faculdade de Medicina do ABC (FMABC).

Patrícia Brunfentrinker Hochgraf

Médica pela Faculdade de Medicina da Universidade de São Paulo (FMUSP). Residência em Psiquiatria pelo Departamento do Instituto de Psiquiatria do Hospital das Clínicas da FMUSP (IPq-HCFMUSP). Médica assistente do IPq-HCFMUSP. Coordenadora do Programa da Mulher Dependente Química (Promud) do IPq-HCFMUSP. Doutora em Medicina na área de Psiquiatria pela FMUSP. Professor colaborador da FMUSP. Sócia fundadora da Associação Brasileira Multidisciplinar de Estudos sobre Drogas (Abramd). Autora de diversos artigos e capítulos de livros; coautora de livro.

Paula Costa Teixeira

Profissional de Educação Física. Doutora e Professora Associada pelo Programa de Neurociências e Comportamento do Instituto de Psicologia da Universidade de São Paulo (IP-SP). Pós-graduada em Cuidados Integrativos pela Universidade Federal de São Paulo (Unifesp), com certificação em meditação por vários institutos. Aprimorada em Transtornos Alimentares pelo Ambulim do Instituto de Psiquiatria da USP (IPq-USP). É idealizadora do @exerciciointuitivo e do @prevencao.sem.danos.

Paula Helena de Moraes Foleis

Nutricionista pela Universidade Paulista (Unip). Tecnóloga em Gastronomia pelo Centro Universitário Senac Águas de São Pedro. Especialista em Nutrição Clínica Funcional pela VP Centro de Nutrição Funcional.

Paula Waki Lopes da Rosa

Médica pela Faculdade de Medicina da Universiade de São Paulo (FMUSP). Especialista em Endocrinologia pela Sociedade Brasileira de Endocrinologia e Metabologia (Sbem) e pela FMUSP. Doutora em Ciências pela FMUSP. Coordenadora dos Foros de Endocrinologia do Hospital Albert Einstein (gestão 2022-2023).

Rafael Malagoli Rocha

Graduado em Ciências Biológicas – Modalidade Médica pela Universidade Federal do Triângulo Mineiro (UFTM). Mestre em Patologia Geral pela Universidade Federal de Minas Gerais (UFMG) e doutor em Patologia Geral pela UFMG com período sanduíche na University College of London. Período pós-doutoral na Universidade de Hamburgo Eppendorf, Alemanha, para o estudo, identificação e caracterização de células tumorais circulantes. Professor orientador do Programa de Pós-Graduação do Departamento de Ginecologia da Escola Paulista de Medicina da Universidade Federal de São Paulo (EPM-Unifesp), além de assessor científico e pesquisador Fapesp, CNPq e Capes. Possui mais de 150 artigos publicados em revistas internacionais indexadas de índice de impacto medido, incluindo *Nature*, *Science*, *Cancer Cell* e *PNAS*.

Raquel Bedani

Bióloga (licenciatura/bacharelado) pela Universidade Estadual de São Paulo (Unesp, Botucatu). Mestre e doutora (com estágio no Cerela, Argentina) em Alimentos e Nutrição pela Faculdade de Ciências Farmacêuticas da Unesp, Araraquara. Pós-doutora em Tecnologia e em Microbiologia de Alimentos pela Faculdade de Ciências Farmacêuticas da Universidade de São Paulo (FCF-USP).

Renata David Kitade

Formada pela Universidade São Camilo, pós-graduada em Nutrição Clínica e em Nutrição Funcional, aprimorada em Transtornos Alimentares (TA) pelo Ambulim do Instituto de Psiquiatria da Faculdade de Medicina da Universidade de São Paulo (IPq-FMUSP), onde trabalhou como voluntária do ambulatório. Responsável pela equipe de nutrição do departamento médico do Esporte Clube Pinheiros (ECP), nutricionista consultora da Escola CEB (Centro Educacional Brandão). Nutricionista parceira das equipes: Clínica Casa Viva, Gostar-se, Cesame e Baum Saúde Mental e Estilo de Vida.

Roberta Catanzaro Perosa

Médica pela Universidade de Vassouras. Formação em Psiquiatria pelo Hospital do Servidor Público Estadual de São Paulo (HSPE). Especialista em Psiquiatria pela Associação Brasileira de Psiquiatria (ABP). Ex-médica assistente e preceptora da residência médica e ex-coordenadora do Hospital Dia do HSPE. Psiquiatra voluntária e supervisora da Enfermaria de Comportamento Alimentar (Ecal) e do Ambulatório de Anorexia e Bulimia Nervosa do Instituto de Psiquiatria do Hospital das Clínicas de São Paulo (IPq-HCFMUSP).

Silvia Brasiliano

Psicóloga e psicanalista. Doutora em Ciências pela Faculdade de Medicina da Universidade de São Paulo (FMUSP). Coordenadora do Programa da Mulher Dependente Química (Promud) do Hospital das Clínicas da FMUSP. Sócia-fundadora e membro da diretoria nos biênios 2015-17 e 2017-19 da Associação Brasileira Multidisciplinar de Estudos sobre Drogas (Abramd). Autora de diversos artigos e capítulos de livros.

Susana Marta Isay Saad

Farmacêutica-bioquímica. Professora Titular do Departamento de Tecnologia Bioquímico-Farmacêutica da Faculdade de Ciências Farmacêuticas da Universidade de São Paulo (FCF-USP). Pesquisadora Associada do Food Research Center (FoRC), apoiado pela Fapesp.

Táki Athanássios Cordás

Coordenador da Assistência Clínica do Instituto de Psiquiatria do Hospital das Clínicas da Faculdade de Medicina da Universidade de São Paulo (IPq-HCFMUSP). Coordenador do Programa de Transtornos Alimentares (Ambulim) do IPq-HCFMUSP. Professor dos programas de pós-graduação do Departamento de Psiquiatria da USP, do Programa de Neurociências e Comportamento do Instituto de Psicologia da USP e do Programa de Fisiopatologa Experimental da FMUSP.

Veronica Garcia de Medeiros

Nutricionista pela Faculdade de Saúde Pública da Universidade de São Paulo (FSP-USP). Residência em Nutrição Clínica em Gastroenterologia pela Faculdade de Medicina da USP (FMUSP). Pós-graduada em Obesidade e Síndrome Metabólica pelo IPGS. Nutricionista clínica da Equipe Transdisciplinar do Instituto de Medicina Sallet. Membro da Sociedade Brasileira de Cirurgia Bariátrica e Metabólica (SBCBM) e da International Federation for the Surgery of Obesity and Metabolic Disorders (IFSO).

Sumário

Prefácio xix
Apresentação xxi

SEÇÃO I
A MICROBIOTA

1   Microbiota e anatomia do trato intestinal humano 2
Diulia Nogueira de Oliveira Vecchi, Mauricio Vecchi Carmo

2   O impacto do estilo de vida na microbiota 15
Adriana Trejger Kachani, Paula Costa Teixeira, Paula Helena de Moraes Foleis

3   *Leaky gut* e lipopolissacarídeos 24
Marco Aurelio Santo Filho, Ilana Korkes Santo

4   Disbiose intestinal 31
Renata David Kitade

SEÇÃO II
EIXO INTESTINO-CÉREBRO

5   Eixo intestino-cérebro 44
Marcus V. Zanetti

6   Microbiota na ansiedade e os transtornos do humor 61
Táki Athanássios Cordás, Roberta Catanzaro Perosa, Maria Antônia Simões Rego

7   Microbiota e os transtornos alimentares 70
Michele de Oliveira Gonzalez, Táki Athanássios Cordás

8   Alterações no microbioma na obesidade e cirurgia bariátrica 78
Veronica Garcia de Medeiros, Denis Pajecki, Marco Aurelio Santo

xviii Microbiota e o eixo intestino-cérebro

9   Microbiota nos transtornos por uso de substâncias 88
Flavia Cardoso, Adriana Trejger Kachani, Silvia Brasiliano, Patrícia Brunfentrinker Hochgraf

10   Microbiota, fibromialgia e dor 98
Amelie Gabrielle Vieira Falconi, Francisco Morato Dias Abreu, Éric Guimarães Machado

11   Microbiota e doenças neurológicas e do sono 109
Lucio Huebra Pimentel Filho, Maria Fernanda Naufel

12   Efeitos da microbiota intestinal no sistema endócrino 119
Paula Waki Lopes da Rosa

13   Microbiota e transtorno do espectro autista 131
Ênio Roberto de Andrade

SEÇÃO III
MICROBIOTA, ALIMENTAÇÃO E ALTERAÇÕES

14   A importância da alimentação no eixo intestino-cérebro 142
Adriana Trejger Kachani, Renata David Kitade

15   Probióticos e prebióticos: o estado da arte 150
Raquel Bedani, Marina Toscano de Oliveira, Marco Antônio Borges Scriboni Gonzalez, Katia Sivieri, Susana Marta Isay Saad

16   Ômega-3 e o eixo intestino-cérebro: velho conhecido, novas perspectivas? 163
Marcia Daskal, Lara Natacci

17   Exames laboratoriais e mapeamento do microbioma intestinal 172
Ilanna Marques Gomes da Rocha, Rafael Malagoli Rocha

18   Comprometimento intestinal iatrogênico 182
Marise de Farias Lima Carvalho, Artur Jorge Lima Bezerra, Giovana de Alcântara Burzlaff Souto Mayor

Índice remissivo 191

Prefácio

Hipócrates uma vez disse: "Toda doença começa no intestino". Hoje, estamos descobrindo o quão proféticas foram essas palavras.

É com imenso prazer e profunda estima que apresento o livro *Microbiota e o eixo intestino-cérebro*, sob a brilhante coordenação do Prof. Dr. Táki Cordás e da Profa. Dra. Adriana Kachani. Esta obra, oriunda do Programa de Transtornos Alimentares (Ambulim) do Instituto de Psiquiatria do Hospital das Clínicas da Faculdade de Medicina da Universidade de São Paulo, reúne um leque diversificado de especialistas de renome e acadêmicos de instituições de prestígio.

Compartilho uma amizade de longa data com o Prof. Táki, cuja dedicação e paixão pela psiquiatria e pelos cuidados com o bem-estar mental têm sido fonte de inspiração constante. É uma verdadeira honra participar de um projeto que também conta com a colaboração de distinguidos professores e pesquisadores de outras instituições, que enriquecem ainda mais este trabalho com suas perspectivas e experiências.

O livro está estruturado em três partes fundamentais que, juntas, proporcionam uma visão abrangente e profunda sobre o complexo mundo da microbiota intestinal e sua conexão com o cérebro. A primeira parte do livro aborda a anatomia e a funcionalidade do trato intestinal e seu impacto direto no estilo de vida e na saúde mental. A segunda parte explora o intrigante eixo intestino-cérebro, mostrando como ele influencia os transtornos alimentares, doenças neurológicas e estados de dor crônica. Por fim, a terceira parte foca em estratégias terapêuticas inovadoras, como a utilização de probióticos, prebióticos e nutrientes essenciais, o que abre novas oportunidades de tratamento e prevenção de doenças.

Este livro, editado pela Editora Manole, ao se aprofundar sobre os diversos aspectos da interação entre a microbiota e o cérebro, serve como guia para os profissionais da saúde que buscam atualizar-se e aplicar os avanços mais recentes em suas práticas clínicas.

Ao adentrar nas páginas de *Microbiota e o eixo intestino-cérebro* espero que você, caro leitor, encontre inspiração e informação que desafiem e expandam sua compreensão e abordagem clínica, e que este livro se torne um recurso valioso na busca por uma saúde verdadeiramente integrativa e inovadora. Parafraseando Thomas Edison, "o futuro do tratamento médico não será com drogas, mas sim a cura e prevenção de doenças será com a nutrição".

Dan L. Waitzberg

Mestre, doutor e livre-docente pela FMUSP. Professor Associado do Departamento de Gastroenterologia da FMUSP, coordenador da FMUSP, coordenador do laboratório LIM-35 do IC-HCFMUSP, coordenador médico das EMTNs do Hospital das Clínicas (IC-HCFMUSP), Instituto do Câncer do Estado de São Paulo (Icesp) e Hospital Santa Catarina. Diretor presidente do Grupo Ganep Nutrição Humana e diretor científico de Bioma4me

Apresentação

O microbioma intestinal vem ganhando cada vez mais espaço nas últimas décadas, nas pesquisas médicas e biológicas. Não obstante, Louis Pasteur, há cerca de 150 anos, já afirmava que para sermos saudáveis dependemos de nossos microrganismos.

A microbiota deixou de ser "flora intestinal" galgando alguns degraus filogenéticos nesses últimos anos, passando do reino vegetal para o reino animal. Mais recentemente, a microbiota intestinal chegou a ser denominada "segundo cérebro" numa promoção realmente inusitada na história médica, desde Hipócrates.

Embora as pesquisas unindo as atividades entre o cérebro e a microbiota intestinal venham sendo vistas com olhos cada vez mais curiosos, a comparação é para lá de excessiva.

Este livro é uma rigorosa revisão sobre os principais transtornos psiquiátricos e outras condições que podem correlacionar o sistema nervoso central e o microbioma intestinal.

Não se trata de um texto que exalta o uso de probióticos, prebióticos e os chamados psicobióticos no tratamento de quadros psiquiátricos. Ele não corrobora do desejo de que manipulando a microbiota intestinal teremos uma solução para todas as doenças psiquiátricas.

Que não se procure aqui as respostas simplificadas e superficiais que algumas publicações prometem, afinal, assumimos com cada um dos autores a necessidade crítica de apresentarmos o panorama real e possíveis perspectivas, nunca o desejado e a especulação.

Que as perguntas não respondidas e as lacunas não preenchidas do assunto sejam mais e mais clareadas em edições futuras.

Os editores

SEÇÃO I

A microbiota

1

Microbiota e anatomia do trato intestinal humano

Diulia Nogueira de Oliveira Vecchi
Mauricio Vecchi Carmo

INTRODUÇÃO

O sistema do corpo humano responsável pelo processamento dos alimentos ingeridos é chamado de sistema digestório. Ele se inicia pela boca e faringe, onde ocorrem a mastigação, a primeira fragmentação mecânica dos alimentos e a deglutição. Ao passar pelo esôfago até chegar ao estômago, o alimento é fragmentado quimicamente em moléculas menores – aminoácidos, açúcares, lipídios e água – até chegar ao intestino[1] (Figura 1).

O intestino delgado é responsável pela absorção dos nutrientes. O intestino grosso absorve a água e forma as fezes, que são, então, eliminadas através do reto e ânus. Para que a digestão aconteça, também são necessários outros órgãos, como fígado, pâncreas e glândulas assessórias (p. ex., glândulas salivares). Dessa forma, os nutrientes são devidamente digeridos, absorvidos, filtrados e inseridos na circulação sanguínea[1-3] (Figura 1).

Alguns microrganismos que vivem em simbiose com o corpo humano – bactérias, fungos, parasitas e vírus – são chamados de microbiota.[2,4,5] Esses organismos também auxiliam no processo de digestão, além de trazerem benefícios imunológicos para o hospedeiro.[2,3] São considerados um dos mais importantes reguladores do eixo intestino-cérebro,[6,7] uma interação bidirecional entre o sistema nervoso central (SNC) e o intestino[8] (Figura 2).

Esse eixo depende não só da microbiota intestinal, mas também de uma barreira imunológica, do sistema nervoso entérico, sistema nervoso central, nervos simpáticos e parassimpáticos (Figura 2).[7]

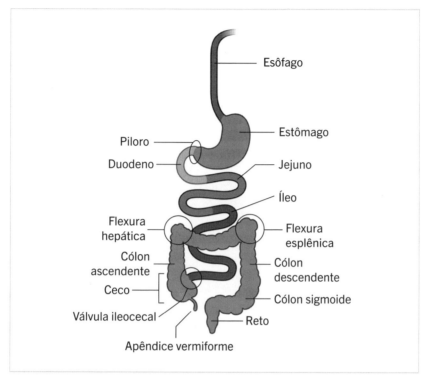

FIGURA 1 Trato gastrintestinal.
Fonte: elaboração dos autores.

Para entender como esse eixo funciona, primeiro é necessário conhecer suas estruturas.

ANATOMIA DO TRATO INTESTINAL

Intestino delgado

O intestino delgado é uma estrutura tubular alongada, dividida em duodeno, jejuno e íleo (Figura 1). Essa divisão é feita de forma fisiológica, ou seja, não há marcadores anatômicos indicando sua transição. Juntos, têm um tamanho aproximado de 2 a 5 metros.[1,9]

Sua parede é formada por uma camada mais externa chamada túnica serosa, duas camadas musculares (longitudinal e oblíqua), camadas submucosa e mucosa[1] (Figuras 3 e 4).

4 Microbiota e o eixo intestino-cérebro

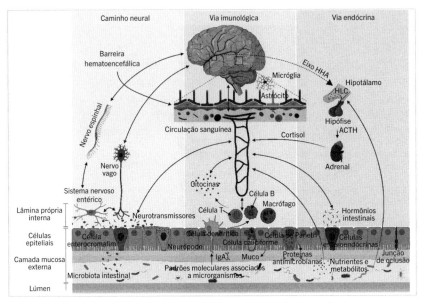

FIGURA 2 Caminhos bidirecionais envolvidos no eixo intestino-cérebro.
ACTH: hormônio adrenocorticotrófico; HHA: hipotálamo-hipófise-adrenal; HLC: hormônio liberador de corticotrofina.
Fonte: tradução de Zheng et al., 2023.[5]

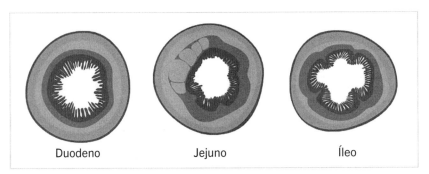

FIGURA 3 Cortes transversais dos segmentos intestinais.
Fonte: elaboração dos autores.

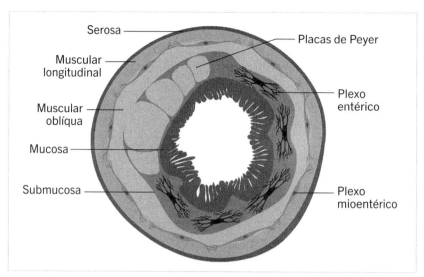

FIGURA 4   Camadas do intestino delgado.
Fonte: elaboração dos autores.

A submucosa sustenta numerosas pregas transversais da mucosa, chamadas de vilosidades intestinais (Figura 5). Essas vilosidades atuam na absorção intestinal e vão se achatando ao longo do intestino (Figura 3).[1-3] Próximo à base dos vilos estão as glândulas intestinais, conhecidas como criptas de Lieberkühn (Figura 5). Essas criptas secretam muco e atuam na regeneração tecidual do epitélio.[1]

Diferentes tipos de células são observadas no epitélio ao longo do trato intestinal, e suas peculiaridades dependem de sua localização,[1,2] alternando a função intestinal entre absorção de nutrientes e imunogenicidade.[2] As principais células são (Figura 6):

- **Enterócitos (ou células absortivas):** células cilíndricas altas, que possuem microvilosidades (borda em escova) em sua face voltada à luz intestinal, fazendo com que a área de absorção seja maior. Essas células são responsáveis pela absorção de nutrientes, além de interagir com metabólitos e neurotransmissores.[1]
- **Células caliciformes:** células com formato de cálice. Estão dispostas entre os enterócitos e são responsáveis pela secreção do muco que reveste o epitélio (Figura 5).[1]

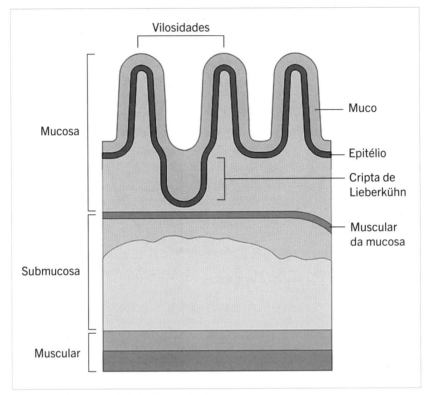

FIGURA 5 Camadas do intestino delgado.
Fonte: elaboração dos autores.

- **Células enteroendócrinas (CEE):** células produtoras de hormônios fundamentais para o bom funcionamento intestinal, que exercem função importante no eixo intestino-cérebro. São encontradas em todo o trato gastrintestinal e sua nomenclatura e função dependem de sua localização e do tipo de peptídeo produzido.[1,5] Por exemplo:
    - Peptídeo inibidor gástrico (GIP) é secretado pelas células K.
    - Colecistoquinina (CCK), pelas células I.
    - GLP-1, pelas células L.
    - Serotonina, pelas células enterocromafins.
- **Células de Paneth:** localizadas no fundo das criptas de Lieberkühn, desempenham papel imunológico, controlando a microbiota intestinal. Sua secreção contém lisozima e defensina, proteínas que acabam com a membrana celular de bactérias e fungos, causando sua destruição.[1]

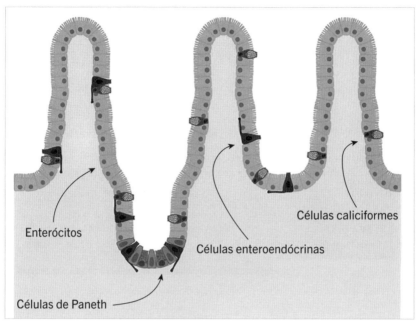
FIGURA 6   Epitélio do intestino delgado.
Fonte: elaboração dos autores.

Duodeno

O duodeno tem comprimento de aproximadamente 25 a 30 cm^2 e está localizado junto à parede posterior do abdome. Inicia ao final do estômago, no piloro (uma válvula muscular do estômago), e termina na transição com o jejuno (Figura 1).[9] Para neutralizar o pH ácido do conteúdo proveniente do estômago, tem algumas glândulas tubulares agregadas na submucosa, no fundo da cripta de Lieberkühn, denominadas glândulas de Brunner. Essas glândulas secretam muco alcalino e promovem a regeneração celular da mucosa gastrintestinal.[1,2]

Jejuno e íleo

O jejuno inicia logo após o duodeno e nele ocorre a absorção de água, aminoácidos, açúcares, vitaminas hidrossolúveis, ácidos graxos, lipídios e eletrólitos.[1,2] Em seguida, o íleo tem menor absorção de açúcares e aminoácidos. Por outro lado, alguns nutrientes lipossolúveis são mais absorvidos nesse segmento.[1]

Suas paredes têm a mesma estrutura dos demais segmentos de intestino delgado, mas se observa um aumento do número de placas de Peyer no íleo (Figura 4). Essas placas são folículos linfoides agregados na submucosa e têm a função de receber e processar antígenos captados pelas células de Paneth,[1] acarretando maior função imunológica nesse segmento.

Intestino grosso

Ao final do íleo, na válvula ileocecal (Figura 1), começa o intestino grosso. É composto por ceco, cólons ascendente, transverso, descendente e sigmoide, reto e ânus (Figura 7). Possui cerca de 1,5 m, aproximadamente ¼ do tamanho do intestino delgado.[1]

Em sua parede externa encontram-se três fibras musculares dispostas longitudinalmente, denominadas tênias (Figura 7). Essas fibras formam

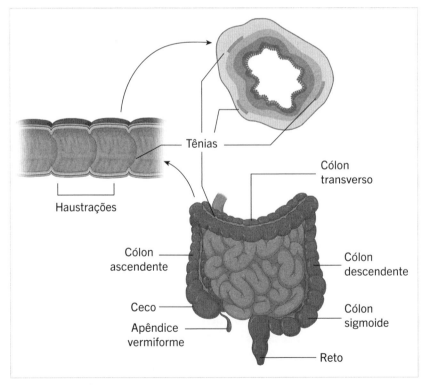

FIGURA 7 Intestino grosso.
Fonte: elaboração dos autores.

pregas que, quando contraídas, formam saculações chamadas de haustrações. Essas estruturas atuam na peristalse intestinal, ocasionando o transporte do bolo fecal[1,9] (Figura 7).

É aqui que ocorre a absorção da água do conteúdo proveniente do íleo, aumentando sua consistência. Após a colonização bacteriana, formam-se então as fezes. Em razão do aumento da consistência fecal, a velocidade do esvaziamento é mais lenta, favorecendo a proliferação bacteriana.[1,2] Além disso, seu conteúdo é abundante em polissacarídeos e fibras não absorvidas, que, somados ao muco produzido pelas células caliciformes, servem de alimento para os microrganismos da microbiota.[2]

A mucosa de todo o segmento do intestino grosso tem estrutura semelhante à do intestino delgado. Porém, não há pregas circulares e vilos, e suas criptas têm tamanhos regulares. Em seu epitélio encontram-se enterócitos, células caliciformes e células enteroendócrinas (Figura 8).[1,5]

MICROBIOTA

Como ilustrado, o trato gastrintestinal apresenta peculiaridades anatômicas e funcionais de suas estruturas.[1,9] Dessa forma, é natural que a composição da microbiota também varie ao longo do trato.[2] Essa composição se inicia na infância e vai se modificando com o passar dos anos.[3,10] Alguns alimentos, o uso de antibióticos e a idade do hospedeiro influenciam na sua estruturação.[2,3,10]

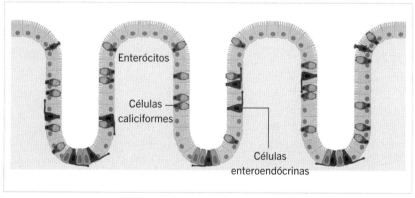

FIGURA 8   Epitélio mucoso do intestino grosso.
Fonte: elaboração dos autores.

A cavidade oral e o esôfago possuem o microbioma semelhante.[2,3] Quando chegam ao estômago, o ambiente se torna mais ácido pela grande quantidade de ácido clorídrico no suco gástrico. Assim, o crescimento de muitas bactérias é inibido.[3] Porém, ainda é possível encontrar algumas colônias isoladas.[2,3]

Quando esse conteúdo avança até o intestino delgado, o pH ainda se mantém baixo. Isso, associado ao fato de que o tempo de trânsito intestinal nesse local é mais acelerado e de que, nessa região, ocorre mais atividade imunológica pelo aumento de células de Paneth e placas de Peyer, limita o crescimento e a proliferação bacterianas.[11] Mesmo assim, alguns microrganismos demonstraram apresentar alterações em suas estruturas (alterações antigênicas) para sobreviver a essas adversidades.[2] Pela grande quantidade de oxigênio ingerido na deglutição presente no duodeno, há uma prevalência menor de organismos anaeróbicos. No íleo, principalmente na porção mais próxima do cólon, ocorre uma disputa por nutrientes que já foram absorvidos em sua grande maioria pelo jejuno.[1,2]

Ao longo do intestino delgado, a microbiota tende se tornar mais parecida com a flora do cólon. A grande maioria das espécies de micróbios do corpo humano está presente no cólon.[2,11]

Isso pode ser explicado por diversos motivos:[2]

1. O baixo nível de oxigênio associado à abundante quantidade de fibras permite a fermentação de bactérias anaeróbicas.
2. O tempo de trânsito diminuído, permitindo a estase e a consequente proliferação das colônias.
3. As criptas do epitélio e cavidades anatômicas, como o apêndice vermiforme, formam nichos que favorecem a diversidade bacteriana.
4. Várias espécies bacterianas utilizam o muco da barreira intestinal como fonte de carboidratos.

Os micróbios mais comuns para cada região anatômica estão listados no Quadro 1.

EIXO INTESTINO-CÉREBRO

Sistema nervoso

A segunda via do eixo é formada pelo sistema nervoso. Pode-se dividi-lo em sistema nervoso central (SNC) e sistema nervoso periférico (SNP).[1]

QUADRO 1 Microbiota e regiões anatômicas

Localização	Bactérias
Cavidade oral	*Firmicutes, Bacteroidetes, Proteobacteria, Actinobacteria, Spirochaetes* e *Fusobacteria*
Saliva	*Gemella, Veillonella, Neisseria, Fusobacterium, Streptococcus, Prevotella, Pseudomonas* e *Actinomyces*
Esôfago	*Firmicutes, Streptococcus, Prevotella, Veillonella, Haemophilus* e *Rothia*
Estômago	*Bacillales incertae sedis, Streptococcaceae, Enterobacteriaceae, Leptotrichiaceae, Veillonellaceae* e *Pseudomonadaceae*
Duodeno	*Firmicutes, Actinobacteria* e *Proteobacteria*
Jejuno	*Streptococcus, Prevotella, Veillonella, Rothia, Fusobacterium, Escherichia* e *Klebsiella*
Íleo	*Clostridiaceae, Lachnospiraceae, Peptostreptococcaceae, Ruminococcaceae, Enterobacteriaceae, Bacteroidaceae, Streptococcus, Granulicatella, Actinomyces, Solobacterium, Rothia* e *Gemella*
Cólon	*Bacterioides, Lactobacillus* e *Clostridium*

Fonte: Kennedy e Chang;[2] Ruan et al.[3]

O SNC é integrado pelo cérebro e pela medula espinhal. Já o SNP, pelas fibras nervosas que saem da medula até chegar aos órgãos-alvo, desempenhando funções sensitivas, motoras ou autônomas.[1,7]

As fibras que atuam diretamente no eixo intestino-cérebro são as do sistema nervoso autônomo, que é dividido em sistema nervoso entérico, simpático e parassimpático.[1,5,7] Esse sistema é o responsável pelo controle das funções dos órgãos internos.[1,5,7] No trato gastrintestinal essas funções são motilidade, secreção glandular e processos da digestão.[1,8]

Sistema nervoso entérico

Formadas pelas fibras diretamente ligadas ao trato gastrintestinal, esse sistema é composto por duas estruturas: o plexo entérico de Meissner e o plexo mioentérico de Auerbach[1] (Figura 4).

Na camada submucosa da parede intestinal está localizado o plexo de Meissner, responsável pelo pregueamento da mucosa e secreção glandular. O plexo mioentérico de Auerbach está localizado na camada muscular, entre as fibras longitudinais e oblíquas. Esse plexo é responsável pela motilidade intestinal.[1]

Sistema nervoso simpático

Esse sistema é ativado em situações de maior exigência física e psíquica. No intestino, ele inibe a contratilidade intestinal, diminuindo sua atividade.[1]

Os neurônios que suprem o sistema digestório são provenientes da medula espinhal (neurônios pré-ganglionares) e interagem com os neurônios que alcançam seus órgãos alvo (pós-ganglionares) de forma independente[1,7] (Figura 9).

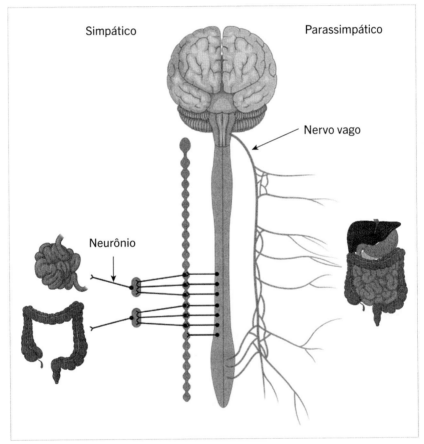

FIGURA 9 Sistema nervoso simpático e parassimpático.
Fonte: elaboração dos autores.

Sistema nervoso parassimpático

Esse sistema se origina no tronco encefálico e percorre todo o trajeto pelo nervo vago até a cavidade abdominal. Tem o efeito contrário do sistema simpático, sendo ativado em situações de estresse extremo, ocasionando aumento da contratilidade intestinal.[1,5,7]

O nervo vago (Figura 9) é o principal componente desse sistema. Ele é a chave de comunicação do cérebro com o intestino. Possui 80% de fibras aferentes (que levam informações do SNC para o intestino) e 20% de fibras eferentes (que levam informações do intestino para o cérebro), agindo de forma bidirecional.[1,5,7]

Ele não interage diretamente com a microbiota intestinal, mas pode transmitir ao SNC sinais de metabólitos microbianos, neurotransmissores e hormônios intestinais.[5,7] Algumas bactérias são capazes de produzir neurotransmissores excitatórios (acetilcolina, norepinefrina, glutamato e dopamina) e inibitórios (GABA, glicina e serotonina), que são recebidos pelos enterócitos e comunicados ao vago. Como exemplo: *Escherichia* ssp. e *Bacillus* ssp. podem produzir norepinefrina; *Staphylococcus* ssp e *Bacillus* ssp., dopamina; e *Escherichia* ssp. e *Lactobacillus* ssp. sintetizam GABA.[5]

Barreiras imunológicas

As barreiras imunológicas que atuam no eixo intestino-cérebro são a barreira hematoencefálica e barreira epitelial intestinal.[7]

Enquanto a barreira hematoencefálica protege o cérebro, a barreira intestinal mantém o equilíbrio do microbioma. Em casos de intensa resposta inflamatória intestinal, moléculas nocivas produzidas por algumas bactérias, como lipopolissacarídeos (LPS), chegam à corrente sanguínea atravessando a barreira intestinal danificada, acarretando uma resposta inflamatória sistêmica, quebra da barreira hematoencefálica e, consequentemente, danos ao tecido cerebral.[7]

CONSIDERAÇÕES FINAIS

A comunicação entre as vias do eixo intestino-cérebro é fundamental para a manutenção da homeostase. Dessa forma, conhecer suas estruturas e mecanismo permite o desenvolvimento de estratégias para a promoção da saúde.

REFERÊNCIAS

1. Aumüller G, Aust G, Doll A, Engele J, Kirsch J, Mense S, et al. Anatomia. Rio de Janeiro: Guanabara Koogan; 2009.
2. Kennedy MS, Chang EB. The microbiome: composition and locations. Prog Mol Biol Transl Sci. 2020;176:1-42.
3. Ruan W, Engevik MA, Spinler JK, Versalovic J. Healthy human gastrointestinal microbiome: composition and function after a decade of exploration. Dig Dis Sci. 2020;65(3):695-705.
4. Ahmed MM, Farhan MS, Hamad AA, Edan AI. Role of microbiota in health and disease. Res J Pharm Technol. 2022;15(10):4825-8.
5. Zheng Y, Bonfili L, Wei T, Eleuteri AM. Understanding the gut-brain axis and its therapeutic implications for neurodegenerative disorders. Nutrients. 2023;15(21).
6. Souzedo FB, Bizarro L, Pereira APA. O eixo intestino-cérebro e sintomas depressivos: uma revisão sistemática dos ensaios clínicos randomizados com probióticos. J Bras Psiquiatr. 2020;69:269-76.
7. Yuan C, He Y, Xie K, Feng L, Gao S, Cai L. Review of microbiota gut brain axis and innate immunity in inflammatory and infective diseases. Front Cell Infect Microbiol. 2023;13:1282431.
8. Wang Q, Yang Q, Liu X. The microbiota-gut-brain axis and neurodevelopmental disorders. Protein Cell. 2023;14(10):762-75.
9. Coelho JCU. Aparelho digestivo: clínica e cirurgia. 4.ed. São Paulo: Atheneu; 2005.
10. Hopkins MJ, Sharp R, Macfarlane GT. Variation in human intestinal microbiota with age. Dig Liver Dis. 2002;34 Suppl 2:S12-8.
11. Requena T, Velasco M. The human microbiome in sickness and in health. Rev Clin Esp. 2021;221(4):233-40.

2

O impacto do estilo de vida na microbiota

Adriana Trejger Kachani
Paula Costa Teixeira
Paula Helena de Moraes Foleis

INTRODUÇÃO

A microbiota intestinal é um conjunto diversificado de microrganismos que habitam o trato gastrintestinal humano e desempenham um papel crucial na nossa saúde. Esses microrganismos estão envolvidos na absorção de nutrientes, regulação imunológica, proteção contra patógenos e integridade da barreira intestinal. Eles também influenciam o desenvolvimento e a função do cérebro e sistema nervoso,[1] ou seja, moléculas sinalizadoras produzidas pela microbiota intestinal e pelas células do intestino (enteroendócrinas) mandam mensagens para o cérebro via nervo vago, podendo influenciar funções mentais relacionadas com a regulação dos reflexos e os estados de humor. Os sinais também viajam em sentido contrário, de forma que as emoções ou o estado mental podem afetar o funcionamento intestinal, incluindo motilidade, secreção e funções imunes.[2]

Quando ocorre inflamação e/ou disbiose intestinal, a permeabilidade do intestino é comprometida, gerando espaços entre as células. Conhecidos como *leaky gut*, esses espaços permitem que lipopolissacarídeos (LPS – fragmentos de bactérias Gram-negativas mortas), em conjunto com toxinas xenobióticas, consigam entrar na corrente sanguínea. A inflamação se torna sistêmica, causando estresse oxidativo. Essa inflamação poderia prejudicar a impermeabilidade da barreira hematoencefálica e levar as células da micróglia a dispararem citocinas, causando inflamação cerebral. Esta prejudica sinapses e, junto com outras influências ambientais, pode desencadear doenças mentais. Paralelamente, o estresse oxidativo também é danoso, uma vez que no cérebro temos muito oxigênio, ferro e cobre, sensíveis a radicais livres. A neurotoxicidade causada pelos radicais livres, junto com a neuroinflamação, diminui as sinapses e a neurogênese – aumentando, assim, a chance de doenças mentais. Ou seja, a microbiota interage com o cérebro usando mecanismos neurais, hormonais e inflamatórios, e está também relacionada com a plasticidade neuronal.[3]

Uma vez que a boa saúde mental depende (entre outros fatores) de um bom microbioma, é importante saber que a composição de microrganismos que nele habitam é influenciada por fatores como genética, dieta, estilo de vida, uso de medicamentos e atividade física, entre outros. A compreensão desses fatores é essencial para manter uma microbiota saudável.[1]

COMO É FORMADA A MICROBIOTA

A microbiota humana começa a ser formada na vida intrauterina, uma vez que o útero pode ser colonizado pelos microrganismos encontrados na microbiota vaginal materna. Nos primeiros anos de vida, a microbiota dos bebês apresenta uma composição instável e variada, influenciada principalmente pelo tipo de parto (vaginal ou cesariana), aleitamento materno, dieta (leite materno ou fórmulas infantis), uso de antibióticos, entre outros. Já foi demonstrado, por exemplo, que bifidobactérias são os principais microrganismos encontrados na microbiota intestinal de bebês alimentados exclusivamente com leite materno, enquanto as contagens de *Escherichia coli*, *Clostridium difficile*, *Bacteroides fragilis* e *Lactobacillus* sp. são maiores naqueles alimentados exclusivamente com fórmulas infantis.[4] No entanto, para que o microbioma do bebê amamentado seja bom, a lactante precisa se alimentar de forma saudável e variada.

Após os primeiros 2 a 3 anos de idade, a composição da microbiota intestinal se estabiliza gradualmente e atinge maior complexidade em adultos, quando é composta por centenas de espécies distintas. Contudo, as mudanças fisiológicas, nutricionais e de hábitos de vida comumente observadas durante o processo de envelhecimento biológico influenciam a composição da microbiota intestinal. Após a sétima década de vida, essas alterações se tornam mais evidentes.[5]

ESTILO DE VIDA E O IMPACTO NA MICROBIOTA

Entre os fatores que influenciam a microbiota ao longo da vida está o lugar onde o indivíduo habita. A urbanização que o mundo sofreu ao longo dos últimos 200 anos trouxe uma exposição sem fim à poluição ambiental, bem como a vários poluentes orgânicos persistentes (POP), como plástico e agrotóxicos, entre outros, resistentes à degradação ambiental. A falta de higiene em níveis socioeconômicos mais prejudicados, a poluição do ar em centros mais industriais, ou ainda o contato diário com produtos como ftalato, bisfenol A, poliestireno e tefal (entre outros), têm impacto na inflamação sistêmica por vários mecanismos e, consequentemente, na microbiota e na permeabilidade intestinal. São produtos citotóxicos e causam estresse oxidativo, além de serem disruptores endócrinos desde a vida intrauterina.[5] Na via oposta do eixo intestino-cérebro, o estresse das grandes cidades ou mesmo o estresse familiar, como negligência, abusos, maus-tratos e *bullying*, podem levar a uma inflamação que tem impactos diretos na microbiota.[5]

DIETA E ATIVIDADE FÍSICA: FATORES MODIFICÁVEIS DA MICROBIOTA INTESTINAL

Apesar de a microbiota intestinal ser influenciada por uma gama de fatores, acredita-se que a dieta seja um dos principais fatores modificáveis do eixo intestino-cérebro. Sabe-se hoje que a dieta ocidental, rica em açúcares e alimentos industrializados, ou seja, muito inflamatória (principalmente por causa do desequilíbrio entre ácidos graxos ômega-3 e ômega-6), pode comprometer a permeabilidade intestinal. Alimentos industrializados contêm aditivos químicos, gorduras saturadas e trans, açúcar em excesso, agrotóxicos e metais pesados, que, somados à pouca ingestão de água e a muito consumo alcoólico, desequilibram os microrganismos do microbioma, causando impacto na inflamação intestinal e sistêmica. A revelação dessas conexões trouxe a perspectiva cautelosa de que os alimentos poderiam, de alguma forma, influenciar a saúde mental.[2]

Recentemente começou-se a explorar a possibilidade de modular a comunicação intestino-cérebro, alterando a microbiota intestinal por meio da alimentação, ou seja, melhorar o padrão alimentar como estratégia para equilibrar a diversidade de bactérias e/ou o supercrescimento de organismos potencialmente patogênicos. Entre algumas condutas, acredita-se que é importante aumentar o consumo de fibras alimentares, prebióticos, probióticos, polifenóis e componentes alimentares anti-inflamatórios quando se trata de saúde mental. Assim, padrões alimentares ricos nesses nutrientes e aqueles baseados em vegetais (como as dietas vegetariana, mediterrânea, flexitariana e *plant-based*) têm sido orientados como prevenção de possíveis desordens na saúde mental.[6]

Vale ressaltar que, se por um lado a dieta modifica a composição e a função da microbiota intestinal, por outro a microbiota intestinal determina o que o indivíduo será capaz de extrair da alimentação, de nutrientes a moléculas bioativas, como neurometabólitos, vitaminas, minerais e ácidos graxos. Muitas dessas moléculas (como serotonina e ácido gama-aminobutírico [Gaba]) têm funções neuroativas por sua capacidade de modular a sinalização neural no sistema nervoso entérico e, consequentemente, influenciar o comportamento e o funcionamento cerebral.[7]

Outro importante fator modificável da microbiota é a atividade física, uma vez que tem um impacto importante na diversidade de microrganismos, na inflamação e na imunidade.

A prática regular de exercícios tem sido associada a uma ampla gama de microrganismos no intestino, promovendo uma comunidade mais rica e equilibrada. Pessoas fisicamente ativas não apenas exibem maior quantidade de espécies bacterianas, mas também maior prevalência de bactérias benéficas, como as pertencentes aos gêneros *Bifidobacterium* e *Lactobacillus*. Isso porque o aumento do fluxo sanguíneo e da oxigenação resultantes do exercício pode criar um ambiente propício para o florescimento de bactérias benéficas. Além disso, a microbiota é capaz de se adaptar ao tipo e à intensidade de exercício praticado. A resposta adaptativa pode ser notada não apenas na composição geral, mas também na produção de metabólitos específicos. Essa adaptação da microbiota pode contribuir para a resistência a infecções e inflamações, conferindo benefícios adicionais à saúde.[8]

Durante o exercício, ocorre uma série de eventos bioquímicos que desencadeiam respostas anti-inflamatórias, entre elas a liberação de interleucina-10 (IL-10), que atua como um regulador importante não apenas na resposta imunológica, mas também na modulação da inflamação no trato gastrintestinal. Durante a atividade física também ocorre um aumento na produção de ácidos graxos de cadeia curta (AGCC), entre eles butirato, acetato e propionato, essenciais para a saúde intestinal, pois atuam como fonte de energia para as células do revestimento intestinal e, por sua característica anti-inflamatória, reduzem a inflamação.[9]

O exercício, especialmente quando em intensidade moderada, também aumenta a produção de células imunológicas, como os linfócitos T e as células *natural killer,* o que contribui para uma resposta eficaz contra patógenos invasores e potenciais desequilíbrios microbióticos. O aumento do metabolismo promovido pela atividade física também promove a circulação eficiente de células do sistema imunológico, otimizando sua capacidade de identificar e combater invasores.[10]

Vale lembrar que, para um indivíduo ser considerado fisicamente ativo, deve-se considerar a quantidade, a intensidade e o tipo de atividade física que uma pessoa realiza. A Organização Mundial da Saúde[11] sugere que adultos realizem pelo menos 150 minutos de atividade aeróbica moderada por semana ou pelo menos 75 minutos de atividade vigorosa, juntamente com exercícios de fortalecimento muscular. Embora não exista uma prescrição única de atividade física que se aplique a todas as pessoas, algumas considerações são importantes, como a regularidade, a variedade de práticas e a intensidade.

OUTROS FATORES QUE MODIFICAM A MICROBIOTA

Outro fator que parece influenciar a saúde gastrintestinal é o sono – e vice-versa: o sono é influenciado pela saúde gastrintestinal. Segundo estudo canadense envolvendo pré-escolares, essa relação poderia existir desde a primeira infância. O trabalho apontou uma associação positiva entre o início do sono, a microbiota e seus metabólitos. Ao longo da vida, bactérias comensais da família das *Bifidobacterium* poderiam regular o sono ao ter impactos no metabolismo dos neurotransmissores e do sistema imunológico.[12] Por meio do nervo vago, intestino e cérebro se comunicam usando hormônios, ácidos graxos, fatores inflamatórios, atividade metabólica e imunológica. Todos esses sinais ultrapassam as barreiras hematoencefálicas e intestinais. Vale lembrar ainda que boa parte dos neurotransmissores relacionados ao sono e ao humor, como serotonina e Gaba, é produzida por células intestinais. É por isso que algumas intervenções na microbiota costumam ser benéficas para a melhoria dos problemas do sono.[13,14]

Ao que parece, o envelhecimento natural promove mudança gradual da composição da microbiota intestinal. Essas mudanças variam de acordo com fatores genéticos e epigenéticos, como uso de medicamentos, hábitos dietéticos e estilo de vida. Já foi observado que na população idosa a microbiota é menos diversa, com prevalência de bactérias do tipo Bacteroidetes, enquanto a microbiota da população adulta tem maior número de bactérias Firmicutes. Os idosos também costumam ter menor quantidade de espécies que produzem AGCC (butirato, acetato e propionato). A diminuição desses ácidos graxos pode gerar redução do pH, o que afeta o crescimento de bactérias benéficas pertencentes ao filo Firmicutes, e diminui o efeito protetor contra o crescimento de bactérias negativas como *Escherichia coli*. A redução dos AGCC também tem relação com diminuição da resposta insulínica e inibição da produção de mediadores inflamatórios fator de necrose tumoral alfa (TNF-alfa) e interleucina-6 (IL-6).[15]

Durante a vida eventualmente aparecem doenças que também podem modificar a microbiota, como é o caso de obesidade, doenças inflamatórias intestinais ou câncer. A obesidade pode gerar alterações relacionadas com resistência à insulina e inflamação.[16] Já nas doenças inflamatórias intestinais (como síndrome do intestino irritável e doença celíaca), a inflamação do trato gastrintestinal afeta a diminuição da produção dos AGCC. Além disso, indivíduos com doenças inflamatórias intestinais apresentam menor concentração de bactérias do tipo *Roseburia,* bactérias associadas à regulação de células T e maior concentração de bactérias do tipo *Clostridium.*[17] No desenvolvimento de doenças como câncer, as alterações e o tratamento implicam equilíbrio e tipo de bactéria, levando à inibição imunológica. Portanto, o câncer e as células imunológicas autoespecíficas também podem reagir de forma cruzada com bactérias intestinais.[18]

Para tratar eventuais doenças, ao longo da vida usamos medicações que também parecem ter papel relevante na modulação da composição e função da microbiota intestinal. Os efeitos dos antibióticos sobre o microbioma são os mais estudados, e já é consenso que a disbiose induzida por essa classe de medicamentos pode aumentar a suscetibilidade a infecções, comprometer a homeostase imunológica e desregular o metabolismo. Mas os antibióticos não são os únicos a afetar a microbiota. Por exemplo, inibidores da bomba de prótons bloqueiam a liberação de ácido gástrico, diminuindo a barreira gástrica, o que pode fazer com que bactérias patogênicas também colonizem o intestino. Um exemplo de impacto positivo de medicação na microbiota é a metformina, utilizada no tratamento de diabetes tipo 2, que aumenta a produção de AGCC, que, como já mencionado neste capítulo, favorecem a saúde intestinal.[19]

Da mesma forma que as medicações, o uso de drogas de abuso também afeta a microbiota. Trabalhos mostram que a microbiota de indivíduos dependentes de álcool e outras drogas tem proliferação de bactérias patogênicas, o que poderia levar a disbiose e inflamação sistêmica e cerebral. A neuroinflamação afeta diretamente neurotransmissores como serotonina e dopamina, o que piora o humor e retroalimenta a dependência. Paralelamente à perda de equilíbrio entre bactérias patogênicas e comensais, o uso de drogas pode alterar a permeabilidade intestinal pela própria substância, como é o caso do álcool, que lesiona a borda em escova das células intestinais, ou pelos efeitos adversos causados na abstinência no caso de cocaína, anfetaminas e outras que causam diarreia, que "varre" o lúmen e destrói o microbioma.[20]

A Figura 1 apresenta fatores que influenciam na microbiota desde o nascimento e ao longo de toda a vida.

CONSIDERAÇÕES FINAIS

Dado o crescente aumento nos problemas de saúde mental, vimos que os desequilíbrios na microbiota também estão associados a quadros psiquiátricos. Apesar de a microbiota ser formada na vida intrauterina, ela pode sofrer alterações de forma epigenética. Ou seja, um estilo de vida inadequado pode causar inflamação, estresse oxidativo e prejuízo na microbiota, fechando um ciclo no qual nunca saberemos se o prejuízo da saúde mental é causa ou consequência do quadro.

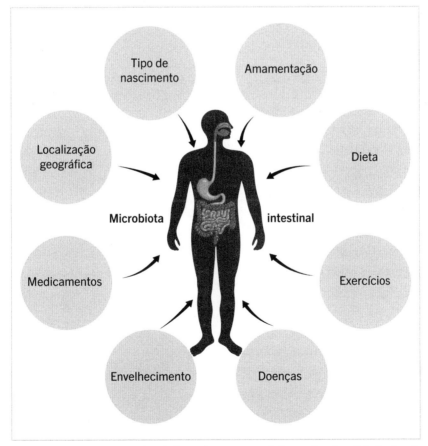

FIGURA 1 Fatores que podem influenciar a composição e a funcionalidade da microbiota humana.

REFERÊNCIAS

1. Chuluck JBG, Martinussi GOG, Freitas DM, Guaraná LD, Xavier MED, Guimarães ACCM, et al. A influência da microbiota intestinal na saúde humana. Braz J Health Rev. 2023;6(4):16308-22.
2. Daskal M, Quaresma MVLS. Eixo intestino-cérebro e alimentação. In: Kachani AT, Cordás TA. Nutrição em psiquiatria. 2.ed. Santana de Parnaíba: Manole; 2021. p.138-49.
3. Starkel P, Leclerq S, Timary P, Schnabi B. Intestinal dysbiosis and permeability: the yin and yang in alcohol dependence and alcoholic liver disease. Clin Science. 2018;132;199-212.
4. Uberos J. Perinatal microbiota: review of its importance in newborn health. Arch Argent Pediat. 2020;18(3):e265-70.
5. Furman D, Camoisi J, Verdin E, Carrera-Bastos P, Targ S, Franseschi C, et al. Chronic inflammation in the etiology of disease across the life span. Nat Med. 2019;25(12):1822-32.
6. Gulas E, Wysiadecki G, Strzelecki D, Gawlik-Kotelnicka O, Polguj M. Can microbiology affect psychiatry? A link between gut microbiota and psychiatric disorders. Psychiatr Pol. 2018;52(6):1023-39.
7. Foster JA, Rinaman L, Cryan JF. Stress & the gut-brain axis: Regulation by the microbiome. Neurobiol Stress. 2017;19;7:124-36.
8. Zhang L, Liu Y, Wang X, Zhang X. Physical exercise and diet: regulation of gut microbiota to prevent and treat metabolic disorders to maintain health. Nutrients. 2023;22;15(6):1539.
9. Catitti G, De Bellis D, Vespa S, Simeone P, Canonico B, Lanuti P. Extracellular vesicles as players in the anti-inflammatory inter-cellular crosstalk induced by exercise training. Int J Mol Sci. 2022;15;23(22):14098.
10. Ticinesi A, Lauretani F, Tana C, Nouvenne A, Ridolo E, Meschi T. Exercise and immune system as modulators of intestinal microbiome: implications for the gut--muscle axis hypothesis. Exerc Immunol Rev. 2019;25:84-95.
11. Bull FC, Al-Ansari SS, Biddle S, Borodulin K, Buman MP, Cardon G, et al. World Health Organization 2020 guidelines on physical activity and sedentary behaviour. Br J Sports Med. 2020;54(24):1451-62.
12. Wang Y, van de Wouw M, Drogos L, Vaghef-Mehrabani E, Reimer RA, Tomfohr--Madsen L, Giesbrecht GF. Sleep and the gut microbiota in preschool-aged children. Sleep. 2022;13;45(6):zsac020.
13. Han M, Yuan S, Zhang J. The interplay between sleep and gut microbiota. Brain Res Bull. 2022;180:131-46.
14. Naufel MF, Truzzi GM, Ferreira CM, Coelho FMS. The brain-gut-microbiota axis in the treatment of neurologic and psychiatric disorders. Arq Neuropsiquiatr. 2023;81(7):670-84.

15. Mangiola F, Nicoletti A, Gasbarrini A, Ponziani FR. Gut microbiota and aging. Eur Rev Med Pharmacol Sci. 2018;22(21):7404-13.

16. Asadi A, Shadab Mehr N, Mohamadi MH, Shokri F, Heidary M, Sadeghifard N, et al. Obesity and gut-microbiota-brain axis: a narrative review. J Clin Lab Anal. 2022;36(5):e24420.

17. Nishida A, Inoue R, Inatomi O, Bamba S, Naito Y, Andoh A. Gut microbiota in the pathogenesis of inflammatory bowel disease. Clin J Gastroenterol. 2018;11(1):1-10.

18. Zhou CB, Zhou YL, Fang JY. Gut microbiota in cancer immune response and immunotherapy. Trends Cancer. 2021;7(7):647-60.

19. Doestzada M, Vila AV, Zhernakova A, Koonen DP, Weersma RK, Touw DJ, et al. Pharmacomicrobiomics: a novel route towards personalized medicine? Protein Amp Cell. 2018;9(5):432-45.

20. Yang J, Xiong P, Bai L, Zhang Z, Zhou Y, Chen C, et al. The association of altered gut microbiota and intestinal mucosal barrier integrity in mice with heroin dependence. Front Nutr. 2021;4(8):765414.

3

Leaky gut e lipopolissacarídeos

Marco Aurelio Santo Filho
Ilana Korkes Santo

INTRODUÇÃO

A principal e mais estudada função do intestino é a digestão e absorção de nutrientes dos alimentos que consumimos, assim como a eliminação de resíduos não digeridos e toxinas. No entanto, o intestino exerce diversas outras funções de grande importância para a manutenção da homeostase corporal, como produção de neurotransmissores e hormônios e modulação da imunidade (Figura 1).[1]

O intestino é dividido em duas partes principais: o intestino delgado e o intestino grosso.

- **Intestino delgado:** é onde ocorre a maior parte da digestão e absorção de nutrientes. As enzimas digestivas produzidas pelo pâncreas, fígado e intestino delgado quebram os carboidratos, as proteínas e gorduras dos alimentos em moléculas menores, que são então absorvidas pelas vilosidades intestinais, pequenas projeções em forma de dedo que revestem o intestino delgado. Os nutrientes absorvidos são então transportados para a corrente sanguínea para fornecer energia e sustento ao corpo.
- **Intestino grosso:** também conhecido como cólon, o intestino grosso absorve água e eletrólitos dos resíduos não digeridos, transformando-os em fezes. Além disso, abriga uma grande quantidade de bactérias benéficas que ajudam na fermentação de fibras não digeríveis e produzem substâncias como vitaminas do complexo B e vitamina K.

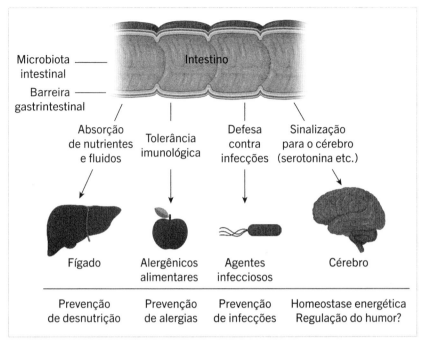

FIGURA 1   Principais funções do intestino.
Fonte: adaptada de Bischoff, 2011.[1]

FISIOPATOLOGIA DO *LEAKY GUT*

Permeabilidade intestinal refere-se à capacidade de a parede intestinal selecionar e controlar a passagem de substâncias do interior do intestino para a corrente sanguínea. É de fundamental importância para a saúde, uma vez que permite absorver nutrientes dos alimentos e impede a passagem de substâncias indesejadas para a corrente sanguínea.

A parede intestinal é composta por uma camada de células epiteliais unidas por junções apertadas ou *tight junctions* (TJ), que formam uma barreira seletiva entre o conteúdo intestinal e o tecido circundante. Quando essa barreira intestinal está comprometida e se torna mais permeável do que o normal, toxinas, radicais livres, bactérias, partículas de alimentos não digeridos e outras substâncias indesejadas passam com maior facilidade através da parede intestinal e entram na corrente sanguínea. Esse fenômeno é chamado de *leaky gut*, ou intestino permeável.

A passagem de componentes indesejados para a corrente sanguínea leva a um aumento da produção de radicais livres e citocinas inflamatórias, que perpetuam o desequilíbrio da permeabilidade intestinal e alterações da microbiota intestinal.

LIPOPOLISSACARÍDEOS

Os lipopolissacarídeos (LPS) são moléculas encontradas na parede celular de certas bactérias Gram-negativas, como aquelas presentes no trato gastrintestinal. Quando o revestimento intestinal está comprometido e ocorre o *leaky gut*, os LPS podem atravessar a parede do intestino e chegar à corrente sanguínea, fenômeno chamado de translocação bacteriana.

Os LPS são conhecidos por ativarem o sistema imunológico através do receptor do tipo Toll 4 (TLR4), desencadeando a liberação de citocinas inflamatórias, como o fator de necrose tumoral alfa (TNF-alfa) e a interleucina-6 (IL-6).

A inflamação crônica causada pela presença de LPS na corrente sanguínea e pela presença de outras substâncias que passaram pela barreira intestinal tem sido associada a uma série de comorbidades, como resistência à insulina, doenças cardiovasculares, obesidade, distúrbios neurológicos e doenças autoimunes.

CAUSAS

O aumento da permeabilidade intestinal pode ser causado por uma variedade de fatores, incluindo:

- **Dieta inadequada:** consumo excessivo de alimentos processados, ricos em açúcares, gorduras e aditivos.
- **Desequilíbrio da microbiota intestinal:** alterações na composição da microbiota intestinal, conhecidas como disbiose, podem contribuir para o aumento da permeabilidade intestinal.
- **Medicamentos:** uso excessivo de antibióticos e anti-inflamatórios não esteroides (Aine).
- **Infecções:** infecções intestinais, bacterianas ou virais, podem danificar a parede intestinal e aumentar sua permeabilidade.
- **Estresse crônico.**
- **Fatores genéticos:** alguns estudos sugerem que pode haver uma predisposição genética à permeabilidade intestinal aumentada.

- **Outras doenças do trato gastrintestinal:** síndrome do intestino irritável (SII), doença celíaca e doença inflamatória intestinal (DII) podem estar associadas.[2]

SINAIS E SINTOMAS

Os sintomas do *leaky gut* podem ser inespecíficos e sobrepostos a outras condições de saúde. Os principais sintomas são relacionados ao trato digestivo, como inchaço abdominal, gases, cólicas, diarreia ou constipação. Porém, são descritos diversos outros sintomas fora do sistema digestivo, como fadiga crônica, dores musculares e articulares, cefaleia e alterações de humor.

Estudos também têm avaliado a relação do *leaky gut* com reações alérgicas, sensibilidades alimentares e doenças autoimunes.

DIAGNÓSTICO

O diagnóstico do *leaky gut* pode ser desafiador, já que não há um teste específico para identificá-lo. Durante a avaliação, é fundamental a exclusão de outros diagnósticos que podem apresentar sintomas semelhantes, como intolerância à lactose, doença celíaca, doenças inflamatórias intestinais e neoplasia de intestino.

Dessa forma, o diagnóstico deve ser feito com base na avaliação dos sintomas, histórico médico e exames adicionais. Podem ser solicitados testes de sensibilidade alimentar e análise da microbiota intestinal, além de exames laboratoriais com a avaliação do perfil inflamatório e marcadores autoimunes.

Também é importante a avaliação com exames de imagem, principalmente a tomografia computadorizada de abdome total, que é capaz de avaliar a anatomia do trato digestivo. A endoscopia digestiva alta e a colonoscopia também podem ser utilizadas de acordo com cada caso.

TRATAMENTO

É fundamental que o tratamento seja realizado por uma equipe multidisciplinar, com gastroenterologista e nutricionista especializados, para avaliação e orientação adequadas.

Entre as principais estratégias, destacam-se as descritas a seguir.

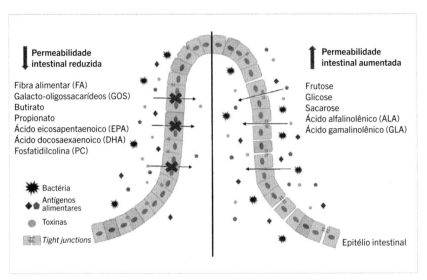

FIGURA 2 Influência da dieta na permeabilidade intestinal.
Fonte: Binienda et al., 2020.[3]

Modificação do estilo de vida

Atividade física regular, perda de peso, limitação do consumo de álcool e tabaco, gerenciamento do estresse e cuidados com a saúde mental.

Dieta adequada

Dieta balanceada, rica em alimentos com fibras prebióticas e redução dos alimentos processados, ricos em açúcares ou gorduras.

A redução do glúten e dos laticínios também pode auxiliar no controle dos sintomas e na redução das recorrências.[4]

Eliminação de toxinas e patógenos

Tratar infecções, eliminar parasitas ou bactérias patogênicas pode ajudar a reduzir a inflamação e promover a cicatrização do revestimento intestinal.

Suplementos nutricionais

O uso de aminoácidos (L-glutamina e arginina), ácidos graxos e enzimas digestivas mostrou-se eficaz ao reduzir a inflamação e restaurar a permeabilidade da mucosa intestinal.

Estudos mostram que a glutamina é importante para a redução da produção de interleucinas 6 e 8, que têm atividade pró-inflamatória, além de aumentar os níveis de interleucina-10, que tem atividade anti-inflamatória.[5] Já a arginina tem mostrado um papel importante para a integridade da barreira intestinal, aumentando a expressão das TJ.[6]

Os ácidos graxos de cadeia curta (AGCC) são os principais metabólitos resultantes da fermentação das fibras pelas bactérias intestinais no cólon. Exercem diversas funções fisiológicas, como regulação do sistema imunológico, influência no metabolismo glicêmico e modulação da resposta inflamatória.[7]

Probióticos

Os probióticos podem ser grandes aliados no tratamento de *leaky gut*. São microrganismos vivos que, quando administrados em quantidades adequadas, podem interferir diretamente na barreira intestinal. Diversos mecanismos vêm sendo propostos para explicar essa possível interação, como estímulo para aumento da produção de muco e moléculas antimicrobianas. Essas bactérias probióticas também podem contribuir para a função de barreira intestinal competindo com patógenos por sítios de ligação nas células epiteliais e na camada mucosa sobrejacente, além de diminuir alterações nas TJ.

Tratamentos medicamentosos

A lubiprostona é um medicamento que vem sendo bastante estudado recentemente e se mostrou eficaz no tratamento de *leaky gut* e na diminuição da permeabilidade intestinal.[5] Estudos também mostraram certa eficácia e melhora do *leaky gut* com o uso de alguns imunossupressores convencionais, como a azatioprina, o metotrexato e a mercaptopurina, e de medicamentos imunobiológicos como infliximabe e adalimumabe no tratamento de certos distúrbios responsáveis pelo aumento da permeabilidade intestinal.

CONSIDERAÇÕES FINAIS

A relação entre o *leaky gut* e os lipopolissacarídeos é uma área de pesquisa ativa, e entender melhor essa interação e suas consequências é fundamental para a descoberta de novas abordagens terapêuticas e a redução dos sintomas associados à permeabilidade intestinal aumentada.

A abordagem multidisciplinar é de grande importância para o acompanhamento dos pacientes com sintomas de *leaky gut*, que devem receber orientações e um planejamento terapêutico individualizado de acordo com seus sintomas e doenças associadas.

REFERÊNCIAS

1. Bischoff SC. Gut healthy: a new objective in medicine? BMC Med. 2011;9-24.
2. Pascual V. Inflammatory bowel disease and celiac disease: overlaps and differences. World J Gastroenterol. 2014;20(17).
3. Binienda A, Twardowska A, Makaro A, Salaga M. Dietary carbohydrates and lipids in the pathogenesis of leaky gut syndrome: an overview. Int J Mol Sci. 2020;21:8368.
4. Camilleri M. Leaky gut: mechanisms, measurement and clinical implications in humans. Gut. 2019;68:1516-26.
5. Nascimento HHS, de Oliveira VHL, dos Reis EBB, Souza DM, Ferreira MB. Leaky gut: terapêutica e tratamento da síndrome do intestino permeável: uma revisão bibliográfica. Res Soc Dev. 2022;11(16):e513111638739-e513111638739.
6. Twardowska A, Makaro A, Binienda A, Fichna J, Salaga M. Preventing bacterial translocation in patients with leaky gut syndrome: nutrition and pharmacological treatment options. Int J Mol Sci. 2022;23(6):3204.
7. Farré R, Fiorani M, Abdu Rahiman S, Matteoli G. Intestinal permeability, inflammation and the role of nutrients. Nutrients. 2020;12(4):1185.

4

Disbiose intestinal

Renata David Kitade

INTRODUÇÃO

O trato gastrintestinal (TGI) é o lar de trilhões de microrganismos, dentre eles bactérias, arqueias, fungos e vírus. Os genomas coletivos de comunidades microbianas completas (microbiota) compõem o microbioma intestinal. Até 100 gêneros e 1.000 espécies distintas de bactérias foram identificadas nos nichos do tubo digestivo. Os microbiomas intestinais desempenham funções fundamentais permanentes ao promover a digestão de alimentos, o metabolismo de xenobióticos e a regulação de processos imunológicos inatos e adaptativos. Proteínas, peptídeos e metabólitos liberados localmente e em locais distantes desencadeiam muitos sinais e vias de sinalização celular. Essa intensa comunicação mantém a homeostase hospedeiro-microbiana.

A alimentação, a idade, o estresse e as doenças, entre outros fatores, causam aumentos ou diminuições na abundância relativa e diversidade de espécies bacterianas no trato gastrintestinal e em outros locais do corpo. Estudos em modelos animais e em seres humanos mostraram que um desequilíbrio persistente na comunidade microbiana do intestino, chamado disbiose, está relacionado a doenças inflamatórias intestinais (DII), como doença de Crohn e colite ulcerativa, síndrome do intestino irritável (SII), diabetes, obesidade, câncer, doenças cardiovasculares e distúrbios do sistema nervoso central. Artrite e lúpus também são alguns exemplos de doenças ligadas à imunidade e relacionadas à disbiose.

Outras possíveis complicações causadas por ela são candidíase, síndrome dos ovários policísticos, doenças de pele e doenças hepáticas.[1] Notavelmente, comunidades bacterianas específicas são alvos clínicos promissores no tratamento de doenças inflamatórias e infecciosas.[2] O trato intestinal é estéril ao nascer, sendo colonizado e moldado por exposições ao longo da vida, como o parto (especialmente no parto normal, pelo contato direto com a microbiota fecal da mãe), fatores genéticos, hábitos alimentares, tipos de lactação (leite materno e outros tipos), etnia, uso de antibióticos, idade gestacional, tipo de desmame, estilo de vida, índice de massa corporal (IMC) e microrganismos do trato digestivo materno, atingindo a composição adulta aproximadamente aos 3 anos de idade.[2] Nesse sentido, alterações no sistema imunológico e nos fatores expostos anteriormente podem levar à disbiose, um estado mal adaptativo do microbioma, por haver desequilíbrio entre o número de bactérias protetoras e agressoras, tornando o trato gastrintestinal mais vulnerável.[3]

Esse fato pode favorecer sintomas desagradáveis, como náuseas, vômitos, aumento dos gases, fadiga, distensão abdominal, alterações no trato intestinal, como diarreia ou constipação, candidíase, mau hálito, dificuldade para urinar, coceira vaginal ou retal, inchaço e erupção ou vermelhidão na pele. Além disso, pode provocar aumento na permeabilidade intestinal, resultando na passagem ascendente de lipopolissacarídeos (LPS) para a circulação sistêmica, gerando endotoxemia metabólica e o desenvolvimento de um estado inflamatório crônico. A presença de bactérias Gram-negativas na circulação sanguínea libera LPS que ativam a imunidade inata e adquirida, e libera citocinas pró-inflamatórias que podem atravessar a barreira hematoencefálica e promover a neuroinflamação.[3-6]

Leaky gut, também conhecido como desequilíbrio da barreira intestinal ou síndrome da permeabilidade intestinal, acontece pela diminuição da camada de muco, um afrouxamento ou desequilíbrio das *tight junctions*, ou seja, estruturas que ligam um enterócito a outro. Com essa frouxidão, todo o organismo e o sistema imune podem ser gatilhos de danos teciduais e doenças. Quando o intestino está hiperpermeável, as bactérias passam pela barreira intestinal e atingem a corrente sanguínea, onde ativam o sistema imunológico causando inflamação.[5]

A disbiose intestinal, aliada aos maus hábitos alimentares, propicia o enfraquecimento da junção das células de adesão (*tight junctions*) no intestino, provocando maior permeabilidade intestinal e resultando em uma inflamação sistêmica de baixo grau pelo recrutamento de células imunológicas e aumento de proteínas inflamatórias (fator de necrose tumoral alfa [TNF-α], interleucina 6 [IL-6]) e espécies reativas de oxigênio (ERO), pela translocação de bactérias Gram-negativas e seus metabólitos tóxicos, os LPS, comentados anteriormente, para a corrente sérica.[6]

A função adequada da microbiota intestinal depende de uma composição celular estável, que, no caso da microbiota humana, consiste principalmente em bactérias dos filos Actinobacteria, Fusobacteria, Proteobacteria, Verrucomicrobia, Bacteroidetes e Firmicutes, e os dois últimos compõem cerca de 90% do microbioma (Quadro 1).[6,7]

Assim, mudanças na razão entre esses filos ou a expansão de novos grupos bacterianos levam a um desequilíbrio da microbiota intestinal, podendo desencadear a disbiose.[6]

QUADRO 1 Principais filos e gêneros de bactérias benéficas encontrados na microbiota intestinal humana

Classificação	Filo	Gêneros representativos
Bactéria	Firmicutes	*Ruminococcus*
		Clostridium
		Peptostreptococcus
		Lactobacillus
		Enterococcus
	Bacteroidetes	*Bacteroides*
	Proteobacteria	*Desulfovibrio*
		Escherichia
		Helicobacter
	Actinobacteria	*Bifidobacterium*
Arqueas	Euryarcheota	*Methanobrevibacter*

Fonte: adaptação de DiBaise et al., 2008.[8]

A DISBIOSE E SUAS IMPLICAÇÕES NO SISTEMA NERVOSO

Disbiose é um estado de desequilíbrio na diversidade da microbiota, levando à predominância de espécies inflamatórias. Como resultado, as funções fisiológicas exercidas pela microbiota são afetadas. Além de alterações na digestão, absorção de nutrientes e controle de agentes causadores de doenças, o sistema nervoso central também é afetado, como mencionado anteriormente.[9]

A disbiose, ao desequilibrar a composição microbiana no trato gastrintestinal, desencadeia uma série de impactos no sistema nervoso, estabelecendo uma comunicação complexa entre o microbioma intestinal e o cérebro. Uma das implicações mais significativas é a influência direta na produção de neurotransmissores, essenciais para a regulação precisa das funções cognitivas e emocionais. Além disso, a microbiota desempenha um papel crucial na plasticidade sináptica, afetando a capacidade do cérebro de se adaptar a estímulos ambientais, o que é fundamental para processos de aprendizado e memória.

Como exemplo, um neurotransmissor, a serotonina, derivada do triptofano, é importante na regulação de estados de humor e, por ação no sistema nervoso entérico, interfere na motilidade gastrintestinal (relaxamento e contração do músculo liso), estimulação ou inibição das secreções intestinais, e também responde à dor visceral.[10]

A resposta imune desencadeada pela disbiose no intestino não se limita a essa região; seus efeitos se estendem ao sistema nervoso central, contribuindo para a neuroinflamação. Essa cascata de eventos é agravada pela influência bidirecional da microbiota na barreira hematoencefálica, podendo comprometer sua integridade e permitir a entrada de substâncias inflamatórias no cérebro.

Além disso, mecanismos epigenéticos mediados pela microbiota podem influenciar a expressão gênica em células do sistema nervoso, estabelecendo uma conexão entre a composição microbiana e a regulação epigenética de genes associados a comportamentos específicos. Metabólitos neuroativos, como histamina e indóis, produzidos por certas bactérias, têm a capacidade de modular a atividade neuronal, influenciando diretamente a função cerebral.[10]

A disbiose também pode desencadear disfunções metabólicas que perturbam a homeostase energética do cérebro, afetando a neurotransmissão. Além disso, a microbiota intestinal atua como um reservatório de neuropeptídeos, cuja liberação pode modular a atividade neuronal. Estudos indicam que a microbiota influencia a expressão de genes relacionados ao estresse, afetando a resposta do eixo hipotálamo-hipófise-adrenal, o que tem implicações diretas nas respostas ao estresse e na saúde mental.

A disbiose, portanto, é um fenômeno complexo, com implicações abrangentes na saúde, indo além do sistema digestivo e afetando condições neurológicas. O equilíbrio da microbiota intestinal emerge como um elemento crucial para a saúde global, destacando-se a importância de abordagens integradas que considerem a saúde tanto intestinal quanto mental.[9]

Para apoiar a avaliação clínica, mais ferramentas práticas e acessíveis são necessárias para identificar a disbiose intestinal. Atualmente se tem, por exemplo, a análise do microbioma intestinal, um exame de sequenciamento genético que analisa o perfil das bactérias presentes na microbiota do hospedeiro, entre outras informações que agregam informações para a análise do quadro. Um estudo publicado no periódico *Nutrients* em 2023 teve como objetivo projetar uma ferramenta de triagem subjetiva para o risco de disbiose intestinal, a partir de um questionário não validado, descrito anteriormente (DYS/FQM), baseado em dados subjetivos e objetivos. Esse pode ser mais um instrumento de utilização para complementar a clínica.[11]

O PAPEL DA NUTRIÇÃO NA MICROBIOTA INTESTINAL

A nutrição desempenha um papel crucial na modulação da composição e função da microbiota intestinal, influenciando tanto a ingestão de nutrientes a curto prazo quanto os padrões dietéticos a longo prazo. Essa influência se estende à diversidade e às características metabólicas da microbiota, destacando a importância do equilíbrio nutricional na manutenção da saúde intestinal.

Tanto a qualidade quanto a quantidade dos alimentos consumidos desempenham um papel significativo na diversidade microbiana no intestino. Dietas enriquecidas com fibras, polifenóis, ácidos graxos poli-insaturados e outros nutrientes específicos são identificadas como promotoras do crescimento de bactérias benéficas, contribuindo para um ambiente intestinal saudável.

A relação entre nutrição, microbiota intestinal e saúde cerebral é evidenciada pela influência da nutrição na comunicação entre a microbiota e o cérebro. Além de afetar a saúde intestinal, a nutrição influencia comportamentos e funções cerebrais por meio de diversos mecanismos, incluindo a produção de neurotransmissores e a ativação do eixo intestino-cérebro. Essa interconexão destaca a importância de escolhas alimentares conscientes não apenas para a saúde gastrintestinal, mas também para a saúde mental e cerebral.[12]

A Figura 1 detalha as vias identificadas na depressão que podem ser sensíveis à manipulação dietética.

As setas horizontais representam aumento ou diminuição do consumo relacionado aos padrões dietéticos opostos. As setas verdes representam uma suposta modulação benéfica das vias incluídas, enquanto as vermelhas representam uma modulação potencialmente prejudicial.

COMO MELHORAR A MICROBIOTA POR MEIO DA ALIMENTAÇÃO

A alimentação desempenha um papel crucial na configuração da microbiota do cólon, duodeno e jejuno,[13] contribuindo para a singularidade do microbioma de cada indivíduo. Especialmente, uma dieta rica em fibras afeta a composição e a quantidade de microrganismos intestinais. A fibra dietética, que só pode ser decomposta e fermentada por enzimas da microbiota colônica, gera ácidos graxos de cadeia curta (AGCC) durante a fermentação. Esse processo reduz o pH do cólon, determinando quais tipos de microrganismos

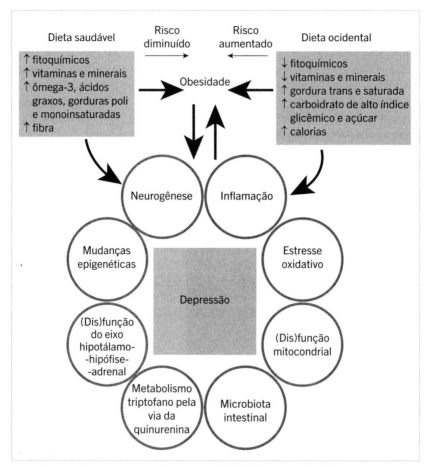

FIGURA 1 Visão geral do papel da qualidade da dieta e sua implicância nos mecanismos da depressão.
Fonte: adaptação de Marx et al., 2021.[12]

podem prosperar nesse ambiente ácido, inibindo o crescimento de bactérias prejudiciais, como o *Clostridium difficile*.

Estudos sobre AGCC destacam seus amplos benefícios para a saúde, incluindo o estímulo à atividade do sistema imunológico e a manutenção dos níveis normais de glicose e colesterol.

Alimentos que promovem níveis elevados de AGCC são carboidratos não digeríveis e fibras, como inulina, amidos resistentes, gomas, pectinas e fruto-oligossacarídeos, frequentemente chamados de prebióticos por alimentarem a microbiota benéfica. Embora existam suplementos prebióticos, muitos alimentos naturais, como alho, cebola, aspargos e bananas, são ricos nessas fibras. No geral, frutas, vegetais, feijões e grãos integrais são fontes saudáveis de fibras prebióticas.

É importante notar que uma ingestão elevada de prebióticos, especialmente se introduzida abruptamente e em quantidade elevada, pode causar aumento de gases e inchaço. Indivíduos com sensibilidades gastrintestinais, como SII, devem introduzir esses alimentos gradualmente para avaliar a tolerância, que tende a melhorar com o uso contínuo e possivelmente em um prazo mais longo.

Para aqueles sem sensibilidades alimentares, a implementação gradual de uma dieta rica em fibras é crucial, pois uma dieta pobre em fibras não apenas reduz a quantidade de bactérias benéficas, mas também favorece o crescimento das patogênicas em ambientes menos ácidos.

Alimentos probióticos, como kefir, iogurte com culturas ativas, vegetais em conserva e outros fermentados, contêm microbiota benéfica viva, capaz de influenciar ainda mais o microbioma individual.[14]

De acordo com uma revisão, a vitamina D tem um efeito regulador de probióticos intestinais, a exemplo da *Akkermansia muciniphila*, bactéria que melhora a permeabilidade intestinal por aumentar a espessura da camada de muco da mucosa intestinal, ajudando na integridade da barreira do cólon. Assim, quando suprimida, a integridade epitelial é prejudicada.[15]

COMO A DIETA BAIXA EM FODMAP PODE COLABORAR PARA A MELHORA DOS SINTOMAS

Evidências sugerem que a disbiose desempenha um papel importante no desencadeamento da SII. Uma das abordagens terapêuticas sugerida é a dieta baixa em FODMAP, que são os chamados carboidratos fermentáveis. Essa dieta consiste em três fases:

- Fase de restrição (4-6 semanas): nessa fase, alimentos com alto teor de FODMAP são restritos e substituídos por alimentos com baixo teor. Isso diversifica a dieta, reduzindo o risco de deficiências nutricionais.
- Fase de reintrodução (6-8 semanas): os alimentos anteriormente restritos são reintroduzidos gradual e isoladamente. O objetivo é identificar a tolerância individual a cada tipo de carboidrato, visando ao controle dos sintomas a longo prazo.
- Fase de manutenção: após a identificação dos subgrupos de FODMAP tolerados, o indivíduo mantém uma dieta que evita os carboidratos que desencadeiam os sintomas, controlando assim a SII a longo prazo.

Estudos indicam que uma ingestão de até 0,5 g de FODMAP por refeição, com exceção da lactose, pode aliviar os sintomas em 70% dos pacientes. No entanto, é importante observar que, em razão da restrição de fibras, alguns pacientes podem experimentar agravamento da obstipação. A dieta baixa em FODMAP, ao reduzir prebióticos e substratos fermentáveis, pode impactar negativamente a estrutura e a função da microbiota intestinal (Quadro 2).

QUADRO 2   Alimentos com elevado teor de FODMAP e fontes alternativas de alimentos com baixo teor

Grupo	Alimentos com elevado teor de FODMAP	Alimentos com baixo teor de FODMAP
Hortaliças/ leguminosas/ cogumelos (frutose, oligossacarídeos e polióis)	Aspargo, alcachofra, alho, cebola, beterraba, couve--de-bruxelas, brócolis, couve-flor, cogumelos, ervilha, erva-doce, lentilha, repolho, grão-de-bico	Cenoura, espinafre, batata, pepino, beringela, abobrinha italiana, abóbora, alface, nabo, milho, pimentão, acelga, salsa, feijão-verde
Laticínios (lactose)	Leite, iogurte, queijos macios e frescos (ricota, creme de queijo, *cottage*)	Leite sem lactose, iogurte sem lactose, queijos duros ou moles com fungo branco (como *brie*, *camembert* ou *feta*), proteína de soja, bebida de arroz
Frutas (frutose, oligossacarídeos, polióis)	Maçã, pera, melancia, figo, manga, frutas em conserva, nectarina, pêssego, damasco, ameixa, abacate, cereja, ameixa seca, lichia	Laranja, tangerina, kiwi, ananás, morango, mirtilo, framboesa, limão, lima, uva, banana, melão, maracujá, mamão, tomate
Pães e cereais (oligossacarídeos)	Cevada, centeio, trigo quando consumido em elevadas quantidades (pão, massa, cuscuz, bolachas)	Pão sem glúten, aveia, massa sem glúten, arroz, quinoa, bolachas sem glúten
Sementes e nozes (oligossacarídeos)	Pistache, castanha-de--caju, avelã	Amêndoas (< 10), sementes de girassol, sementes de gergelim, sementes de abóbora

Fonte: adaptação de Baltazar et al., 2020.[14]

Em resumo, a dieta baixa em FODMAP, com suas fases de restrição, reintrodução e manutenção, é considerada por alguns pesquisadores uma terapia de primeira linha para indivíduos com SII, proporcionando alívio significativo dos sintomas em muitos casos.[14]

POSSÍVEIS TERAPIAS PARA MODULAR A MICROBIOTA INTESTINAL

Probióticos, prebióticos e simbióticos

Os probióticos (bactérias benéficas), os prebióticos (os nutrientes que estimulam seu crescimento) e os simbióticos (que combinam ambos) são estratégias fundamentais. A administração desses agentes pode promover uma comunidade microbiana mais saudável, beneficiando tanto os aspectos imunológicos quanto os não imunológicos do hospedeiro.

Terapia com bacteriófagos

A utilização de bacteriófagos para direcionar e controlar bactérias nocivas na microbiota intestinal é uma abordagem promissora. Os fagos têm potencial terapêutico, podendo ser alternativas aos antibióticos na eliminação seletiva de bactérias patogênicas.

Transplante de microbiota fecal

O transplante de microbiota fecal (TMF) envolve a transferência de material fecal saudável de um doador para um receptor, sendo eficaz no tratamento da infecção por *Clostridium difficile* e outras condições associadas à disbiose. A seleção criteriosa do doador é essencial para evitar riscos, e a técnica tem mostrado sucesso em várias condições, incluindo DII e obesidade.

Transplante de consórcio bacteriano

O transplante de consórcio bacteriano, semelhante ao TMF, envolve a transferência de uma combinação de bactérias benéficas, proporcionando uma recuperação completa da comunidade microbiana. Pode ser uma alternativa eficaz e segura ao TMF, permitindo um controle mais preciso das populações bacterianas transferidas.

Terapia com bactérias predatórias

A abordagem com bactérias predatórias, como a *Bdellovibrio bacteriovorus*, explora a capacidade dessas bactérias de controlar populações bacterianas indesejadas. A presença natural dessas bactérias no ecossistema intestinal sugere seu potencial papel na homeostase microbiana.

Personalização e abordagem multifacetada

Ênfase particular é colocada na personalização das terapias, reconhecendo a variabilidade interindividual na microbiota intestinal. Estratégias multifacetadas, incluindo modificações na dieta e no estilo de vida, são consideradas cruciais para abordar os fatores que influenciam a composição da microbiota.[16]

CONSIDERAÇÕES FINAIS

O microbioma humano composto pelas bactérias probióticas desempenha uma grande influência sobre o funcionamento do eixo intestino-cérebro. Essa complexa rede é intercomunicada por meio do nervo vago. Alimentação desbalanceada, fatores ambientais, genética, drogas, exercício, comportamento cognitivo, estresse, interações sociais e medo podem contribuir para o desequilíbrio do microssistema bacteriano intestinal e sua neurodesregulação.

Portanto, é imprescindível equilibrar o cuidado perante a hiperatividade diária, associando-se à diminuição das negligências com relação a dieta, qualidade do sono e prática de exercícios regulares, por exemplo, a fim de controlar a proliferação bacteriana. Nesse sentido, há evidências de que a microbiota interfere diretamente no sistema nervoso central, tanto na prevenção de doenças como no câncer colorretal, mas também como fator causal nas doenças inflamatórias crônicas, colite ulcerativa e doença de Crohn. Dessa forma, o microbioma é um sistema que está em evolução e em amadurecimento, por meio das diferentes estratificações da vida.[17]

REFERÊNCIAS

1. Lima AER, Lemos BMT, Ej Hajj GAV, Miranda NL, Rodrigues LL, Pozzer M, et al. Disbiose intestinal e a relação com doenças autoimunes. Braz J Health Rev. 2023;6(5):19852-63.
2. Belizário JE, Faintuch J. Microbiome and gut dysbiosis. Exp Suppl. 2018;109:459-76.

3. Macedo MS, Manini MS, Jankevicius VT. Protocolo para atendimento nutricional em disbiose intestinal. 22 de dezembro de 2021. Disponível em: https://repositorio. animaeducacao.com.br/handle/ANIMA/21677. Acesso em: 13 jun. 2024.
4. Pantoja CL, Costa ACC, Costa PLS, Andrade MAH, Silva VV, Brito APSO, Garcia HCR. Diagnóstico e tratamento da disbiose: revisão sistemática. REAS. 2019;(32):e1368. Disponível em: https://acervomais.com.br/index.php/saude/article/view/1368. Acesso em: 13 jun. 2024.
5. Bruno L, Assal KA, Castro R. Reprogramando seu intestino. São Paulo: PoloBooks; 2019.
6. Vinha LIL, Almeida MEF, Barakat B, Santana BF, Ribeiro MGC, Parussolo GS. Disbiose intestinal em obesos: uma revisão de literatura. Res Soc Dev. 2023;12(4):e971 2440980-e9712440980.
7. Associação Brasileira de Nutrologia (Abran). Disbiose. Disponível em: https://abran. org.br/new/wp-content/uploads/2019/10/ABRAN_Disbiose_VERSAO1-APCP-Revis%C3%A3o-Glair_REV_VLS.REVi_.pdf. Acesso em: 13 jun. 2024.
8. DiBaise JK, Zhang H, Crowell MD, Krajmalnik-Brown R, Decker GA, Rittmann BE. Gut microbiota and its possible relationship with obesity. Mayo Clin Proc. 2008;83(4):460-9.
9. Nesi GA, Franco MR, Capel LMM. A disbiose da microbiota intestinal, sua associação no desenvolvimento de doenças neurodegenerativas e seus possíveis tratamentos/The disbiosis of the intestinal microbiota, its association in the development of neurodegenerative diseases and their possible treatments. Braz J Dev. 2020;6(8):63306-26.
10. Gonçalves MAP. Microbiota: implicações na imunidade e no metabolismo [dissertação]. 2014. Disponível em: https://bdigital.ufp.pt/handle/10284/4516. Acesso em: 13 jun. 2024.
11. Balmant BD, Fonseca DC, Rocha IM, Callado L, Torrinhas RSMM, Waitzberg DL. Dys-R questionnaire: a novel screening tool for dysbiosis linked to impaired gut microbiota richness. Nutrients. 2023;15(19):4261.
12. Marx W, Lane M, Hockey M, Aslam H, Berk M, Walder K, et al. Diet and depression: exploring the biological mechanisms of action. Mol Psychiatry. 2021;26(1):134-50.
13. Sistema imune do intestino delgado: conceitos atuais. IGastroped. 2018. Disponível em: https://www.igastroped.com.br/sistema-imune-do-intestino-delgado/. Acesso em: 13 jun. 2024.
14. Baltazar AL, Martins A, Pequito A. Disbiose intestinal e síndrome do intestino irritável: efeito de uma dieta baixa em FODMAPs. Acta Port Nutr. 2020;22:38-41. Disponível em: https://actaportuguesadenutricao.pt/edicoes/httpsactaportuguesadenutricao-ptwp-contentuploads20201207_artigo-revis%c3%83o-pdf/. Acesso em: 13 jun. 2024.
15. Anjos ACPA, Andrade MVF, Santos ACM, Bezerra DM, Júnior MAF, Jesus JR. Influência da deficiência de vitamina D sobre a disbiose intestinal: uma revisão sistemática. Res Soc Dev. 2021;10(9):e24610916596-e24610916596.

16. Gagliardi A, Totino V, Cacciotti F, Iebba V, Neroni B, Bonfiglio G, et al. Rebuilding the gut microbiota ecosystem. Int J Environ Res Public Health. 2018;15(8):1679.
17. Paraguassu EC. Brazilian Journal of Implantology and Health Sciences. 023023;5(5): 704-17.

SEÇÃO II

Eixo intestino-cérebro

5

Eixo intestino-cérebro

Marcus V. Zanetti

INTRODUÇÃO

O rápido desenvolvimento no estudo do microbioma intestinal ao longo das últimas duas décadas vem mudando nosso entendimento sobre a complexa interação bidirecional entre o trato gastrintestinal e o cérebro, e hoje o conceito de eixo microbiota-intestino-cérebro (EMIC) é amplamente aceito como um sistema fisiológico de fundamental importância para a regulação homeostática do nosso corpo.[1]

Formado por três principais centros – o conectoma cerebral, o conectoma intestinal e o microbioma intestinal – e uma extensa e complexa rede de comunicação entre eles, o EMIC modula imunidade, metabolismo, ciclo circadiano e comportamento, sendo central na integração fisiológica do nosso corpo.[1] Alterações no EMIC vêm sendo consistentemente documentadas em diferentes transtornos neuropsiquiátricos, e intervenções focadas em diferentes alvos dentro do EMIC têm sido propostas como novas possibilidades terapêuticas para essas condições.

O MICROBIOMA INTESTINAL

O microbioma humano é composto pelo conjunto de microrganismos presentes no nosso corpo (conhecido, por sua vez, como microbiota), colonizados desde o nascimento, mais o seu genoma e seus produtos (metabólitos e componentes estruturais).[2] Alguns autores também destacam a importância das interações ecológicas entre os diferentes microrganismos e seus produtos no conceito de microbioma. Praticamente todo o nosso corpo possui uma microbiota, mas as populações microbianas encontradas no nosso trato gastrintestinal, particularmente no cólon, são de longe as mais abundantes e diversas, incluindo bactérias e os menos estudados fungos, vírus, arqueas e protozoários.[3,4]

Diferentes estimativas sugerem haver de 40 a 100 trilhões de micróbios simbiontes vivendo em nós, em uma relação de quase 1:1 com o número de células do nosso corpo.[3,5] Além disso, o microbioma intestinal excede o genoma humano por um fator de quase 1.000 (> 22 milhões de genes identificados no microbioma intestinal *vs.* 23 mil genes no genoma humano), incluindo a codificação de sistemas enzimáticos e metabólicos (p. ex., digestão de celulose) inexistentes em nosso organismo, mas dos quais podemos nos beneficiar por meio de interações simbióticas com nosso microbioma.[3,6]

Um grande corpo de evidências corrobora a noção de que o microbioma intestinal pode influenciar desenvolvimento, estrutura e função cerebrais por diferentes mecanismos, principalmente neuroimunes e neuroendocrinológicos.[1] É interessante que, nesse sentido, ao longo da vida humana, da infância ao envelhecimento, parecem ocorrer mudanças na composição e diversidade da microbiota intestinal em paralelo com as mudanças típicas do desenvolvimento, maturação e envelhecimento cerebrais (Figura 1).[7]

A microbiota intestinal pode se comunicar com o sistema nervoso por meio de três tipos de moléculas (Figura 2):

1. Componentes estruturais da membrana microbiana, que atuam como padrões moleculares associados a micróbios (MAMP, do inglês *microbe-associated molecular patterns*), ligando-se a diferentes receptores do nosso sistema imune, particularmente os receptores de reconhecimento de padrões do tipo Toll (TLR). As moléculas mais extensivamente estudadas dessa classe são os lipopolissacarídeos (LPS), presentes na membrana celular das bactérias Gram-negativas.

2. Moléculas produzidas no nosso organismo e excretadas no intestino delgado, como ácidos biliares primários e hormônios inativados, podem ser metabolizados pela microbiota intestinal, sendo convertidos em metabólitos neuroativos (p. ex., ácidos biliares secundários e hormônios) que reentram na circulação sistêmica.

3. Metabólitos derivados da dieta, produzidos pela microbiota intestinal a partir de aminoácidos, polissacarídeos, ácidos graxos e polifenóis, exercendo diversos efeitos locais e sistêmicos.[1] Os mais bem estudados desse grupo de moléculas são os ácidos graxos de cadeia curta (AGCC), sobre

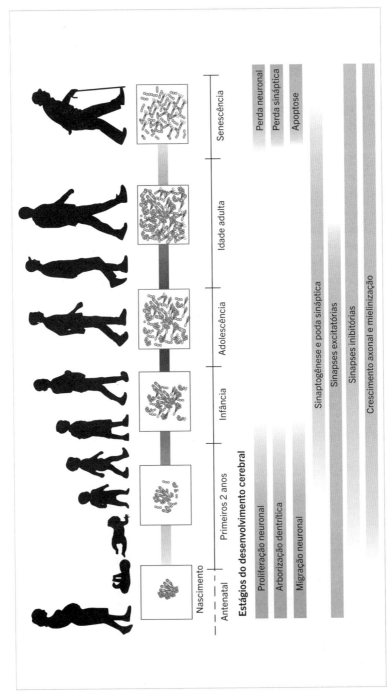

FIGURA 1 Alterações na composição e diversidade da microbiota intestinal em paralelo com as mudanças típicas do desenvolvimento, maturação e envelhecimento cerebrais ao longo das diferentes fases da vida humana.
Fonte: adaptada de Cryan et al., 2019.[7]

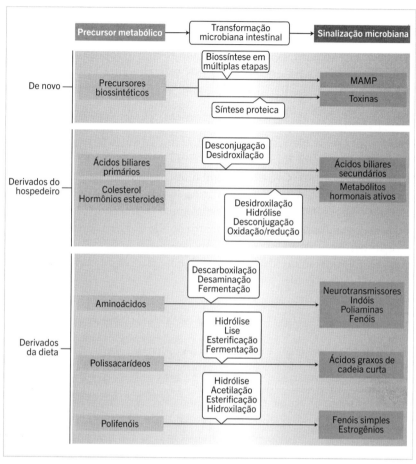

FIGURA 2 Principais tipos de moléculas sinalizadoras produzidas pela microbiota intestinal.
MAMP: padrões moleculares associados a micróbios.
Fonte: tradução de Mayer et al., 2022.[1]

os quais discutiremos em mais detalhes adiante, mas se incluem aqui produtos de degradação do triptofano (como as índoles) e endocanabinoides.

A maioria dessas moléculas sinalizadoras microbianas pode atuar no sistema nervoso central (SNC) tanto diretamente, através da circulação sistêmica, como indiretamente, modulando uma miríade de receptores localizados no "conectoma intestinal". Incluem-se aqui as diferentes células intestinais (enteroendócrinas, enterocromafins e tufo), o sistema imune de mucosa e as terminações nervosas do sistema nervoso entérico (SNE), que se conecta diretamente ao SNC através do nervo vago.[1] O SNC, por sua vez, responde a essas informações comunicando-se com o "conectoma intestinal" através do sistema nervoso autônomo (SNA) (incluindo o nervo vago), eixo hipotálamo-hipófise-adrenal (HHA) e sistema endocanabinoide.[1,8]

Essas vias de sinalização são hoje reconhecidas como de grande importância para a interocepção, processo no qual nosso cérebro detecta e interpreta informações sobre o estado fisiológico interno do nosso corpo, modulando e integrando reflexos homeostáticos e regulação emocional.[1,7] Os reflexos homeostáticos dentro do SNE regulam motilidade, fluxo sanguíneo e secreção gastrintestinais, mas estes, por sua vez, sofrem modulação pela atividade cerebral – na resposta ao estresse, por exemplo – através do SNA.[1,7]

Essa comunicação bidirecional dentro do EMIC propicia grande capacidade de autorregulação ao nosso organismo, além de funcionar como uma via de comunicação do SNC com o ambiente através da alimentação e da disponibilidade de nutrientes.[8]

O SISTEMA NERVOSO ENTÉRICO E O NERVO VAGO

O cérebro comunica-se com o trato digestivo de duas formas principais: diretamente, através do SNA e suas projeções simpáticas e parassimpáticas sobre o SNE;[9] e indiretamente, por meio da atividade do eixo HHA e sua influência sobre o sistema endocanabinoide.[1,8]

O SNE é composto por dois plexos nervosos, localizados dentro da parede do trato digestivo: entre as camadas circular interna e muscular externa temos o plexo mientérico ou de Auerbach, que controla a motilidade gastrintestinal; e dentro da camada submucosa encontramos o plexo submucoso ou de Meissner, inervando o epitélio gastrintestinal. Esses plexos são conectados por uma intrincada rede de fibras nervosas atravessando as paredes do trato digestivo e se conectando às diferentes células intestinais e imunológicas, coordenando motilidade, circulação microvascular, detecção de nutrientes, resposta imune e secreção de fluidos e peptídeos bioativos.[9-11] Dessa forma, o SNE é de fundamental importância para a manutenção da barreira epitelial.

O SNE é inervado por fibras simpáticas originadas nos gânglios paravertebrais e fibras parassimpáticas do nervo vago. O nervo vago é a principal via física de comunicação entre o "conectoma intestinal" e o cérebro, conectando o lúmen intestinal ao tronco cerebral com apenas uma sinapse.[10,12] Ele emerge do tronco cerebral e é constituído por fibras aferentes (80-90%), que se conectam ao núcleo do trato solitário, e por fibras eferentes (10-20%), que se projetam para o SNE.[10,13] Fundamental para interocepção, com o SNE e as células enteroendócrinas, as fibras aferentes do nervo vago formam um circuito neuroepitelial capaz de "sentir" os metabólitos produzidos pela microbiota intestinal (p. ex., AGCC, neurotransmissores, endocanabinoides e hormônios intestinais), transmitindo essa informação ao SNC.[10,13] Além disso, há evidências sugerindo que moléculas produzidas pela microbiota intestinal, incluindo proteínas patogênicas, possam ser transportadas diretamente para o cérebro pelo nervo vago, evitando assim o filtro da barreira hematoencefálica (BHE). Um estudo em ratos demonstrou que a alfa-sinucleína – a proteína constituinte dos corpúsculos de Lewy – pode ser transportada retrogradamente pelo nervo vago do trato gastrintestinal para o tronco cerebral por um mecanismo dependente de microtúbulos.[14]

Uma via colinérgica anti-inflamatória foi descrita através das fibras eferentes (10-20%) do nervo vago, na qual a modulação de receptores nicotínicos em macrófagos e células da glia entérica produz inibição de inflamação periférica e aumento na expressão de *tight junctions*, reduzindo a permeabilidade intestinal.[10,13] Nesse sentido, é importante destacar que um tônus vagal diminuído – fenômeno frequentemente associado ao estresse crônico – foi observado tanto na síndrome do intestino irritável como nas doenças inflamatórias intestinais.[10,13]

MICROBIOTA INTESTINAL, IMUNIDADE E NEUROINFLAMAÇÃO

O epitélio intestinal é uma barreira física dinâmica que funciona como um elemento do sistema imune na prevenção de exposição a antígenos e patógenos. Componentes estruturais dos microrganismos (MAMP) – como LPS, peptideoglicanos, lipoproteínas bacterianas, betaglucanos e flagelina, dentre outros – promovem uma estimulação tônica do sistema imune inato, ao mesmo tempo que podem apresentar reação cruzada com antígenos humanos, levando a respostas disfuncionais do sistema imune adaptativo.[1,15,16]

Microrganismos específicos da microbiota intestinal podem exercer efeitos diferentes no sistema imune hospedeiro. Algumas espécies de bactérias regulam a diferenciação de linhagens de células mieloides na medula óssea e a atividade dos granulócitos maduros circulantes. Macrófagos detectam a colonização microbiana no lúmen intestinal por meio da ligação de MAMP a diferentes TLR, liberando citocinas que modulam a atividade de diferentes células imunes, como células linfoides inatas e células T regulatórias.[16] Os MAMP ou mesmo micróbios intactos podem cair na circulação sistêmica e agir diretamente no SNC, ligando-se a TLR expressos em diferentes células

50 Microbiota e o eixo intestino-cérebro

neuronais, incluindo micróglia, astrócitos, oligodendrócitos e neurônios.[1,17] Aumento da permeabilidade intestinal e estados de disbiose intestinal podem produzir translocação microbiana e excesso de exposição a MAMP, levando a um aumento na produção de citocinas pró-inflamatórias (como IL-1-alfa, IL-1-beta, IL-6 e TNF-alfa) por diferentes células imunes, tanto intestinais como no SNC, o que em última instância acarretará inflamação sistêmica e neuroinflamação.[1]

Esse fenômeno tem sido consistentemente estudado com os LPS, presentes nas bactérias Gram-negativas, cuja ação sobre TLR do tipo 4 vem sendo associada a neuroinflamação, desequilíbrio de neurotransmissores, queda na produção de neurotrofinas (como o BDNF) e depressão.[17-19] Nesse sentido, é interessante notar que marcadores de permeabilidade intestinal aumentada – incluindo níveis elevados de LPS circulantes – foram documentados em transtornos mentais graves, como depressão maior, transtorno bipolar, esquizofrenia e doença de Alzheimer.[20,21] Além disso, estudos *post mortem* detectaram a presença de LPS no cérebro de indivíduos com doença de Alzheimer, colocalizados com Aβ1-40/42 em placas amiloides e ao redor dos vasos sanguíneos.[20]

Conforme discutiremos a seguir, juntamente com as fibras eferentes do nervo vago, os AGCC desempenham um importante papel na manutenção tanto da barreira intestinal como da BHE. Além disso, o butirato – o mais importante AGCC – e metabólitos da degradação do triptofano produzidos pela flora intestinal, principalmente os indóis, exercem ação anti-inflamatória por meio da ação em diferentes receptores presentes nas células imunes, incluindo micróglia e astrócitos.[18,22]

Dessa forma, seja por meio da produção de butirato pela ingestão de fibras, seja pela geração de metabólitos da degradação do triptofano no intestino, o EMIC parece exercer importante papel regulando a atividade de micróglia e reduzindo a neurotoxicidade no SNC. Essa ação do EMIC é de grande importância para a fisiopatologia dos transtornos neurodegenerativos, esclerose múltipla e transtornos mentais graves como depressão, comportamento suicida e esquizofrenia, nos quais a ativação aumentada da micróglia foi consistentemente documentada.[11,23,24]

A IMPORTÂNCIA DOS ÁCIDOS GRAXOS DE CADEIA CURTA

Um dos mecanismos mais bem estabelecidos pelos quais a microbiota intestinal influencia o SNC é a produção de AGCC a partir da fermentação de fibras (carboidratos complexos encontrados nas plantas, resistentes à ação das enzimas digestivas humanas) por muitas bactérias da flora colônica. Dos três AGCC mais abundantes no corpo humano – acetato, propionato e butirato –, o butirato é o mais extensivamente estudado em relação aos seus efeitos sistêmicos e no SNC.

Diferentes espécies de bactérias intestinais podem produzir AGCC, incluindo algumas espécies de *Lactobacillus*, Bifidobacteria e a *Akkermansia muciniphila*. No entanto, os membros das famílias Ruminicoccaceae (também conhecida como *Clostridium Cluster* IV) e Lachnospiraceae (também conhecida como *Clostridium Cluster* XIVa) – todos integrantes do filo dos Firmicutes e anaeróbios estritos – são considerados os mais potentes produtores de butirato.[6,25,26] Exemplos de bactérias dessas famílias são os gêneros *Faecalibacterium, Clostridium, Eubacterium, Roseburia* e *Coprococcus*.[6,26] A abundância dessas espécies é estimulada principalmente pela ingestão de fibras na dieta – incluindo os chamados prebióticos –, que servem como substrato para a produção de AGCC; inversamente, a ingestão de proteína animal e adoçantes tende a produzir o efeito contrário.[25] Além disso, algumas bactérias também podem produzir butirato a partir de lactato e acetato produzido por outras bactérias.[6] O uso de alguns probióticos também pode estimular a produção de AGCC.

Os AGCC provocam importantes efeitos locais, sistêmicos e cerebrais (Figura 3), incluindo nutrição das células intestinais e dos hepatócitos (os AGCC são a principal fonte de energia dessas células), estimular a produção de muco no intestino e promover a expressão da enzima triptofano hidroxilase 1 (TH1) – responsável por sintetizar 5-hidroxitriptofano (5-HTP) (importante precursor de serotonina e melatonina) – nas células enterocromafins.[22] Além disso, o butirato em particular:[18,22,27]

- Aumenta a expressão de *tight junctions* tanto na barreira intestinal como na BHE, contribuindo para a manutenção dessas barreiras e reduzindo a permeabilidade de ambas.
- Exerce um papel imunomodulador com efeito predominantemente anti-inflamatório tanto sistêmico como cerebral (inibição de micróglia e astrócitos) pela interação com receptores FFA (*free fatty acid*), AHR (*aryl hydrocarbon receptor*) e HCAR2 (*hydroxycarboxylic acid receptor 2*), expressos em diferentes células imunes.
- Estimula a produção de hormônios intestinais (GLP1, peptídeo YY, leptina e grelina) pelas células enteroendócrinas, que atuam no cérebro influenciando saciedade, cognição e humor, além de regularem resposta metabólica e sensibilidade à insulina sistemicamente.

52   Microbiota e o eixo intestino-cérebro

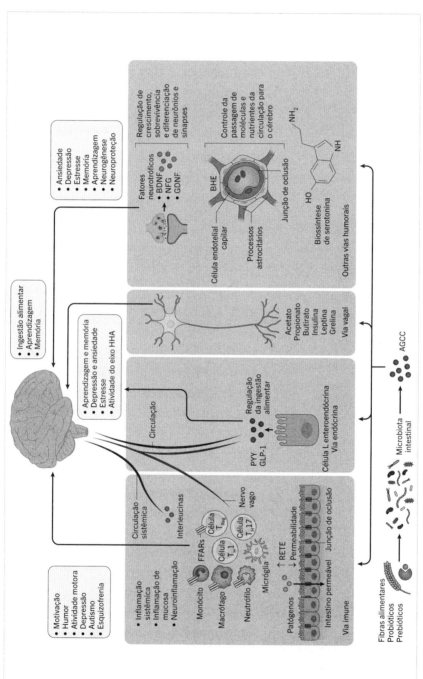

FIGURA 3   Principais vias de ação dos ácidos graxos de cadeia curta sobre o sistema nervoso central.

AGCC: ácidos graxos de cadeia curta; BDNF: *brain-derived neurotrophic factor*; BHE: barreira hematoencefálica; GDNF: *glial cell line-derived neurotrophic factor*; GLP-1: peptídeo semelhante a glucagon 1 (*glucagon-like peptide 1*); FFARs: receptores de ácidos graxos livres (do Inglês, *free fatty acid receptors*); HHA: hipotálamo-hipófise-adrenal; NFG: *nerve growth factor*; PYY: peptídeo YY; RETE: resistência elétrica transepitelial; TH1: T *helper* 1; TH17: T *helper* 17; T_Reg: T regulatórias.

Fonte: tradução de Dalile et al., 2019.[22]

- Modula negativamente a atividade da via da quinurenina cerebral, promovendo *downregulation* de sua primeira enzima, a indoleamina 2,3-dioxigenase (IDO), com consequente aumento da disponibilidade de triptofano para a produção de 5-HTP pela TH1.
- Inibe histona deacetilases (HDAC), regulando diversos processos intracelulares, incluindo metabolismo energético, regulação epigenética e síntese de neurotrofinas.

Em uma situação de saúde, os colonócitos utilizam o butirato como substrato energético através da betaoxidação nas mitocôndrias, consumindo assim oxigênio e contribuindo diretamente para manter a condição anaeróbica no lúmen. O butirato também se liga ao receptor ativado por proliferadores de peroxissoma gama (PPARγ), que por sua vez inibe a óxido nítrico sintase induzível (iNOS), diminuindo a produção de óxido nítrico (NO) e nitrato. Já em situações patológicas, como em uma dieta pobre em fibras, os baixos níveis de butirato no cólon levam a aumento de glicólise, menor consumo de oxigênio e menor atividade do PPARγ, o que pode aumentar a disponibilidade de nitratos para patógenos específicos.[2]

Dessa forma, os AGCC são fundamentais para a homeostase intestinal, também reduzindo a inflamação local. Como os AGCC são principalmente produzidos a partir da fermentação de alimentos específicos (fibras) e a dieta também influencia a composição da microbiota intestinal, os AGCC e o butirato em particular são tidos como um dos principais mecanismos por meio do quais a alimentação modula o EMIC.

EIXO MICROBIOTA-INTESTINO-CÉREBRO E NEUROTRANSMISSÃO

O EMIC exerce grande influência sobre a neurotransmissão, por diferentes mecanismos que estamos apenas começando a compreender:

- Regulação da síntese de monoaminas (serotonina, dopamina e noradrenalina) e transmissão glutamatérgica pelo impacto de diferentes metabólitos microbianos e citocinas inflamatórias sobre a via da quinurenina, expressão da enzima TH1, ciclo da tetra-hidrobiopterina (BH4) e ciclo do carbono-1.[1,6,18]
- Regulação da relação ácido gama-aminobutírico (Gaba)/glutamato no cérebro por mecanismos ainda não totalmente elucidados.[28,29]

- Influência na síntese, metabolização e recaptura de dopamina por meio da indução e inibição de diferentes enzimas e transportadores.[30]
- Alteração do metabolismo de ácidos graxos e produção de endocanabinoides.[31]

Outra via potencialmente instigante pela qual a microbiota intestinal poderia influenciar a neurotransmissão seria a conversão de ácidos biliares primários em secundários. Ainda se sabe pouco sobre o efeito dos ácidos biliares no cérebro. Porém, diferentes células neuronais expressam receptores de ácidos biliares e têm sido documentados efeitos modulatórios sobre o eixo HHA, a neurotransmissão glutamatérgica e gabaérgica, permeabilidade de BHE, apoptose e metabolismo mitocondrial.[32,33] Além disso, uma alteração no perfil de ácidos biliares primários e secundários foi observado em pacientes com doença de Alzheimer, com aumento nos níveis de ácidos biliares produzidos pelas bactérias intestinais e que se associou com declínio cognitivo.[34]

Muito se discute sobre a capacidade de as bactérias intestinais produzirem neurotransmissores idênticos aos humanos. O papel dos neurotransmissores produzidos pela microbiota intestinal e se esses exercem alguma ação no nosso corpo ainda é um assunto em aberto. Nesse sentido, é importante notar que o cérebro tem um funcionamento compartimentalizado em relação ao restante do corpo graças à BHE, e os principais neurotransmissores não a atravessam em condições fisiológicas.

Para ilustrar a complexidade do EMIC, um recente estudo observou que a disposição de camundongos em se exercitarem e sua resistência física associaram-se mais com a composição da microbiota intestinal do que com sua genética.[35] Os autores então descreveram um imbricado mecanismo de conexão intestino-cérebro no qual a produção de endocanabinoides por algumas das bactérias da microbiota intestinal dos camundongos e a consequente modulação de receptores canabinoides do epitélio intestinal levam, no cérebro, a uma inibição de expressão da enzima monoamina oxidase (MAO) e a um aumento nos níveis de dopamina no estriado ventral, estrutura de fundamental importância para recompensa e motivação.[35]

FATORES INFLUENCIANDO A MICROBIOTA INTESTINAL E O EIXO MICROBIOTA-INTESTINO-CÉREBRO

Diversos fatores, tanto endógenos como exógenos, influenciam a composição da microbiota intestinal e o EMIC desde o nascimento e ao longo de toda a vida do indivíduo, incluindo genética, tipo de parto, aleitamento materno, etnicidade, localização geográfica, alimentação, atividade física, sono, exposição a poluentes, contato com espaços verdes e animais de estimação, uso de medicamentos e outras substâncias, e mesmo gerenciamento do estresse.[4,36]

Nossa dieta é o principal fator modificável que influencia o microbioma intestinal e o EMIC (Figura 4).[25,37] Além de influenciar a abundância de diferentes espécies de microrganismos, como as bactérias Gram-negativas produtoras de LPS (com potencial pró-inflamatório), nossa alimentação fornece substratos para a produção de uma miríade de metabólitos com potencial neuroativo, incluindo o butirato, a partir das fibras e endocanabinóides, a partir dos diferentes ácidos graxos. Padrões alimentares ricos em fibras, gorduras benéficas (como as monoinsaturadas e as poli-insaturadas ômega-3) e compostos bioativos (p. ex., polifenóis) – que também possuem ação prebiótica –, e com consumo restrito de proteínas animais e alimentos ultraprocessados, como a dieta mediterrânea, tendem a ter um impacto positivo no microbioma intestinal.[37,38] De forma convergente, esses mesmos padrões alimentares se associam a melhores índices de saúde metabólica, cardiovascular e mental, demonstrando um efeito tanto terapêutico como preventivo em humor, cognição e sono.[37,38]

O estresse crônico é outro fator onipresente em grande parte da população hoje e que pode afetar sobremaneira o microbioma intestinal. O EMIC desempenha papel central na regulação da resposta ao estresse, com uma relação bidirecional e recíproca entre o microbioma intestinal e o cérebro na integração das respostas imunológicas, metabólicas e comportamentais.[1] Em uma situação de estresse crônico, a atividade cerebral tende a produzir, com sua ação sobre o SNA, uma redução de tônus parassimpático (com inibição das vias eferentes do nervo vago), ao mesmo tempo que ocorre uma superestimulação tanto de atividade simpática como do eixo HHA e sistema endocanabinoide, cujos receptores são amplamente presentes no trato gastrintestinal, resultando em alterações significativas na homeostase local intestinal. Essas alterações incluem diminuição de motilidade e de secreção de muco, fluidos e secreções digestivas, o que pode contribuir para um aumento do pH do lúmen intestinal, além de aumento da permeabilidade intestinal (*leaky gut*).[1,8,9] Estudos tanto em modelos animais como em populações humanas vêm documentando que paradigmas de estresse emocional podem se associar a alteração na composição da microbiota intestinal, com redução na abundância de bactérias benéficas, como a família Ruminicoccaceae, o que, por sua vez, relaciona-se a inflamação sistêmica, sensibilidade visceral e ativação de circuitos cerebrais importantes para o processamento emocional.[39,40]

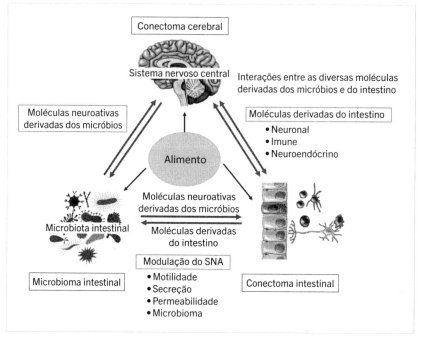

FIGURA 4   A influência da alimentação sobre o microbioma intestinal e as relações recíprocas com os conectomas intestinal e cerebral.
SNA: sistema nervoso autônomo.
Fonte: tradução de Horn et al., 2022.[37]

A genética também exerce grande influência sobre nossa microbiota, conforme demonstrado por estudos tanto de gêmeos como populacionais de larga escala.[41] A influência da genética sobre a composição da microbiota intestinal se dá por diferentes mecanismos, incluindo variantes genéticas relacionadas a: preferências alimentares (fenômeno de correlação gene--ambiente); absorção, digestão e metabolismo de nutrientes (p. ex., o gene da enzima lactase); e imunidade.[41] Estudos recentes têm encontrado uma sobreposição de variantes genéticas influenciando a microbiota intestinal com síndrome metabólica, doenças gastrintestinais, doenças autoimunes e transtornos mentais graves (transtornos do humor, esquizofrenia, transtorno de déficit de atenção com hiperatividade, estresse pós-traumático e anorexia nervosa), sugerindo a ocorrência de pleiotropismo genético em condições de saúde associadas a distúrbios do EMIC.[41,42]

É importante notar que nosso comportamento também afeta nossa microbiota por meio de nossas escolhas alimentares e hábitos de vida. Transtornos mentais graves e traços desadaptativos de personalidade foram associados a hábitos alimentares menos saudáveis,[43,44] gerando um círculo vicioso desadaptativo. Indivíduos com transtornos mentais graves também tendem a manifestar ansiedade crônica, distúrbios do sono e uso de substâncias, além de serem frequentemente sedentários e fazerem uso de diferentes medicamentos. Por tudo isso, não é de surpreender que diferentes transtornos mentais graves – os mais bem estudados nesse sentido seriam a depressão maior, o transtorno bipolar e a esquizofrenia – compartilham um padrão de microbiota caracterizada por redução na abundância de bactérias benéficas, como as produtoras de AGCC *Faecalibacterium* e *Coprococcus*, e um enriquecimento de bactérias com potencial pró-inflamatório.[4,21]

CONSIDERAÇÕES FINAIS E PERSPECTIVAS FUTURAS

O EMIC é um sistema de grande importância na integração das respostas imune, metabólica e comportamental às variações do ambiente externo, conferindo ao nosso organismo grande capacidade de autorregulação. As alterações de EMIC que vêm sendo observadas nos transtornos neuropsiquiátricos tornam a microbiota intestinal e as diferentes vias de sinalização dentro do eixo alvos terapêuticos potenciais para o desenvolvimento de novos tratamentos baseados em intervenções nutricionais e terapias microbiológicas, como o uso de probióticos, transplante de microbiota fecal e *live biotherapeutic products*.

No entanto, a maioria das pesquisas sobre microbioma intestinal disponíveis até o momento concentrou-se nas bactérias intestinais (ou seja, o bacterioma intestinal), particularmente do cólon, e ainda se sabe pouco sobre as interações envolvendo os outros microrganismos presentes no microbioma intestinal – arqueias, protozoários, fungos e vírus –, particularmente no intestino delgado. Considerando que a maior parte da digestão e absorção de nutrientes ocorre no intestino delgado, a composição de seu microbioma pode ser extremamente importante para a saúde humana. Compreender a contribuição e a função desses outros microrganismos para o EMIC pode nos ajudar a explorar ainda mais os microbiomas na melhora da saúde por meio de novas terapias e medicina de precisão.[4]

REFERÊNCIAS

1. Mayer EA, Nance K, Chen S. The gut-brain axis. Annu Rev Med. 2022;73:439-53.
2. de Vos WM, Tilg H, Van Hul M, Cani PD. Gut microbiome and health: mechanistic insights. Gut. 2022;71(5):1020-32.
3. Culp EJ, Goodman AL. Cross-feeding in the gut microbiome: ecology and mechanisms. Cell Host Microbe. 2023;31(4):485-99.
4. McGuinness AJ, Loughman A, Foster JA, Jacka F. Mood disorders: the gut bacteriome and beyond. Biol Psychiatry. 2024;95(4):319-28.
5. Sender R, Fuchs S, Milo R. Are we really vastly outnumbered? Revisiting the ratio of bacterial to host cells in humans. Cell. 2016;164(3):337-40.
6. Krautkramer KA, Fan J, Bäckhed F. Gut microbial metabolites as multi-kingdom intermediates. Nat Rev Microbiol. 2021;19(2):77-94.
7. Cryan JF, O'Riordan KJ, Cowan CSM, Sandhu KV, Bastiaanssen TFS, Boehme M, et al. The microbiota-gut-brain axis. Physiol Rev. 2019;99(4):1877-2013.
8. Sharkey KA, Wiley JW. The role of the endocannabinoid system in the brain-gut axis. Gastroenterology. 2016;151(2):252-66.
9. Furness JB. Integrated neural and endocrine control of gastrointestinal function. Adv Exp Med Biol. 2016;891:159-73.
10. Breit S, Kupferberg A, Rogler G, Hasler G. Vagus nerve as modulator of the brain-gut axis in psychiatric and inflammatory disorders. Front Psychiatry. 2018;9:44.
11. Sun M, Ma K, Wen J, Wang G, Zhang C, Li Q, et al. A review of the brain-gut-microbiome axis and the potential role of microbiota in Alzheimer's disease. J Alzheimers Dis. 2020;73(3):849-65.
12. Kaelberer MM, Buchanan KL, Klein ME, Barth BB, Montoya MM, Shen X, Bohórquez DV. A gut-brain neural circuit for nutrient sensory transduction. Science. 2018;361(6408):eaat5236.
13. Bonaz B, Bazin T, Pellissier S. The vagus nerve at the interface of the microbiota-gut-brain axis. Front Neurosci. 2018;12:49.
14. Holmqvist S, Chutna O, Bousset L, Aldrin-Kirk P, Li W, Björklund T, et al. Direct evidence of Parkinson pathology spread from the gastrointestinal tract to the brain in rats. Acta Neuropathol. 2014;128(6):805-20.
15. Guo R, Chen LH, Xing C, Liu T. Pain regulation by gut microbiota: molecular mechanisms and therapeutic potential. Br J Anaesth. 2019;123(5):637-54.
16. Fung TC. The microbiota-immune axis as a central mediator of gut-brain communication. Neurobiol Dis. 2019;136:104714.
17. Figueroa-Hall LK, Paulus MP, Savitz J. Toll-like receptor signaling in depression. Psychoneuroendocrinology. 2020;121:104843.
18. Gao K, Mu CL, Farzi A, Zhu WY. Tryptophan metabolism: a link between the gut microbiota and brain. Adv Nutr. 2020;11(3):709-23.
19. Varesi A, Campagnoli LIM, Chirumbolo S, et al. The brain-gut-microbiota interplay in depression: A key to design innovative therapeutic approaches. Pharmacol Res. 2023;192:106799.

20. Kowalski K, Mulak A. Brain-gut-microbiota axis in Alzheimer's disease. J Neurogastroenterol Motil. 2019;25(1):48-60.
21. Borkent J, Ioannou M, Laman JD, Haarman BCM, Sommer IEC. Role of the gut microbiome in three major psychiatric disorders. Psychol Med. 2022;52(7):1222-42.
22. Dalile B, Van Oudenhove L, Vervliet B, Verbeke K. The role of short-chain fatty acids in microbiota-gut-brain communication. Nat Rev Gastroenterol Hepatol. 2019;16(8):461-78.
23. Holmes SE, Hinz R, Conen S, Gregory CJ, Matthews JC, Anton-Rodriguez JM, et al. Elevated translocator protein in anterior cingulate in major depression and a role for inflammation in suicidal thinking: a positron emission tomography study. Biol Psychiatry. 2018;83(1):61-9.
24. Marques TR, Ashok AH, Pillinger T, Veronese M, Turkheimer FE, Dazzan P, et al. Neuroinflammation in schizophrenia: meta-analysis of in vivo microglial imaging studies. Psychol Med. 2019;49(13):2186-96.
25. Singh RK, Chang HW, Yan D, Lee KM, Ucmak D, Wong K, et al. Influence of diet on the gut microbiome and implications for human health. J Transl Med. 2017;15(1):73.
26. La Rosa F, Clerici M, Ratto D, Occhinegro A, Licito A, Romeo M, et al. The gut-brain axis in Alzheimer's disease and omega-3. A critical overview of clinical trials. Nutrients. 2018;10(9):E1267.
27. Stilling RM, van de Wouw M, Clarke G, Stanton C, Dinan TG, Cryan JF. The neuropharmacology of butyrate: the bread and butter of the microbiota-gut-brain axis? Neurochem Int. 2016;99:110-32.
28. Olson CA, Vuong HE, Yano JM, Liang QY, Nusbaum DJ, Hsiao EY. The gut microbiota mediates the anti-seizure effects of the ketogenic diet. Cell. 2018;173(7):1728-41.e13.
29. Zheng P, Zeng B, Liu M, Chen J, Pan J, Han Y, et al. The gut microbiome from patients with schizophrenia modulates the glutamate-glutamine-GABA cycle and schizophrenia-relevant behaviors in mice. Sci Adv. 2019;5(2):eaau8317.
30. Hamamah S, Aghazarian A, Nazaryan A, Hajnal A, Covasa M. Role of microbiota--gut-brain axis in regulating dopaminergic signaling. Biomedicines. 2022;10(2):436.
31. Bourdeau-Julien I, Castonguay-Paradis S, Rochefort G, Perron J, Lamarche B, et al. The diet rapidly and differentially affects the gut microbiota and host lipid mediators in a healthy population. Microbiome. 2023;11(1):26.
32. Hurley MJ, Bates R, Macnaughtan J, Schapira AHV. Bile acids and neurological disease. Pharmacol Ther. 2022;240:108311.
33. Cuartero MI, García-Culebras A, Nieto-Vaquero C, et al. The role of gut microbiota in cerebrovascular disease and related dementia. Br J Pharmacol. 2024;181(6):816-39.
34. MahmoudianDehkordi S, Arnold M, Nho K, Ahmad S, Jia W, Xie G, et al.; Alzheimer's Disease Neuroimaging Initiative and the Alzheimer Disease Metabolomics Consortium. Altered bile acid profile associates with cognitive impairment in

Alzheimer's disease-An emerging role for gut microbiome. Alzheimers Dement. 2019;15(1):76-92.

35. Dohnalová L, Lundgren P, Carty JRE, Goldstein N, Wenski SL, Nanudorn P, et al. A microbiome-dependent gut-brain pathway regulates motivation for exercise. Nature. 2022;612(7941):739-47.

36. Hillestad EMR, van der Meeren A, Nagaraja BH, Bjørsvik BR, Haleem N, Benitez Paez A, et al. Gut bless you: the microbiota-gut-brain axis in irritable bowel syndrome. World J Gastroenterol. 2022;28(4):412-31.

37. Horn J, Mayer DE, Chen S, Mayer EA. Role of diet and its effects on the gut microbiome in the pathophysiology of mental disorders. Transl Psychiatry. 2022;12(1):164.

38. Rinninella E, Cintoni M, Raoul P, Lopetuso LR, Scaldaferri F, Pulcini G, et al. Food components and dietary habits: keys for a healthy gut microbiota composition. Nutrients. 2019;11(10):2393.

39. van de Wouw M, Boehme M, Lyte JM, Wiley N, Strain C, O'Sullivan O, et al. Short--chain fatty acids: microbial metabolites that alleviate stress-induced brain-gut axis alterations. J Physiol. 2018;596(20):4923-44.

40. Dong TS, Gee GC, Beltran-Sanchez H, Wang M, Osadchiy V, Kilpatrick LA, et al. How discrimination gets under the skin: biological determinants of discrimination associated with dysregulation of the brain-gut microbiome system and psychological symptoms. Biol Psychiatry. 2023;94(3):203-14.

41. Kurilshikov A, Medina-Gomez C, Bacigalupe R, Radjabzadeh D, Wang J, Demirkan A, et al. Large-scale association analyses identify host factors influencing human gut microbiome composition. Nat Genet. 2021;53(2):156-65.

42. Gong W, Guo P, Li Y, Liu L, Yan R, Liu S, et al. Role of the gut-brain axis in the shared genetic etiology between gastrointestinal tract diseases and psychiatric disorders: a genome-wide pleiotropic analysis. JAMA Psychiatry. 2023;80(4):360-70.

43. Teasdale SB, Ward PB, Samaras K, Firth J, Stubbs B, Tripodi E, Burrows TL. Dietary intake of people with severe mental illness: systematic review and meta-analysis. Br J Psychiatry. 2019;214(5):251-9.

44. Esposito CM, Ceresa A, Buoli M. The association between personality traits and dietary choices: a systematic review. Adv Nutr. 2021;12(4):1149-59.

6

Microbiota na ansiedade e os transtornos do humor

Táki Athanássios Cordás
Roberta Catanzaro Perosa
Maria Antônia Simões Rego

INTRODUÇÃO

A depressão e a ansiedade são transtornos psiquiátricos cada vez mais prevalentes na população. Após a pandemia da Covid-19, atingiram níveis ainda maiores em todo o mundo.

Apesar da alta prevalência, identificar as causas e estabelecer o melhor tratamento para essas condições continua sendo um desafio, já que muitos pacientes podem não ter uma resposta satisfatória ou não se adaptar ao tratamento, mesmo com todas as opções terapêuticas atualmente disponíveis.

Há uma evidência crescente de uma correlação bidirecional entre a microbiota intestinal e o funcionamento cerebral, indicando que desequilíbrios na microbiota intestinal podem interferir na função e em distúrbios do sistema nervoso central.[1] Acredita-se que essa comunicação do eixo intestino-cérebro se dê por várias vias, como o nervo vago e as vias endócrinas, imunes e bioquímicas.

Por isso, muito tem se estudado a respeito da relação entre a microbiota intestinal e os transtornos mentais, entre eles a depressão e a ansiedade.

Neste capítulo serão discutidas as evidências disponíveis a respeito da influência da microbiota nesses transtornos mentais.

A MICROBIOTA INTESTINAL E O EIXO INTESTINO-CÉREBRO

O corpo humano abriga uma grande coleção de microrganismos, principalmente bactérias, mas também vírus, protozoários, fungos e arqueas. Juntos, são conhecidos como microbiota. Microbiota intestinal, flora intestinal ou microbioma são os microrganismos que vivem no trato digestivo de humanos e outros animais.

De todos os microrganismos que se hospedam nos seres humanos, a maior e mais diversificada população deles está no intestino, especialmente no intestino grosso.

A microbiota intestinal evoluiu com o ser humano desde seu princípio, trazendo uma série de adaptações e benefícios, principalmente na regulação neuroimunoendócrina do hospedeiro, onde: regula o sistema imunológico evitando a colonização de patógenos; auxilia na sinalização hormonal intestinal; controla a produção de serotonina intestinal, que interage com o nervo vago e modula o metabolismo do triptofano, precursor da serotonina no cérebro.

Nas últimas décadas, as pesquisas sobre a microbiota intestinal aumentaram após evidências apontarem que as bactérias intestinais podem influenciar o sistema nervoso central (SNC), fomentando o interesse em elucidar os mecanismos pelos quais a microbiota pode influenciar a fisiologia e o comportamento do hospedeiro.

Grande parte da comunicação da microbiota intestinal com o cérebro ocorre pelos ácidos graxos de cadeia curta (AGCC), produzidos pela fermentação bacteriana dos prebióticos da dieta (fibras solúveis), auxiliando, entre outras funções, na oferta energética para o sistema imunológico intestinal produzir citocinas anti-inflamatórias, as quais ajudarão na regulação neuroinflamatória do cérebro. Os principais AGCC são o acetato, o propionato e o butirato.

Os AGCC também modulam a síntese entérica de serotonina, pois se ligam e estimulam as células enterocromafins a produzir a serotonina intestinal, que, por sua vez, vai interagir com as fibras aferentes do nervo vago, o qual se comunica com regiões cerebrais responsáveis pelo controle alimentar e das emoções, podendo alterar o humor do hospedeiro.

Outro mecanismo pelo qual a microbiota intestinal influencia o sistema nervoso central é por meio do metabolismo do triptofano, aminoácido precursor da serotonina no cérebro, onde as bactérias auxiliam na manutenção da oferta do triptofano para a síntese desse neurotransmissor.

Além da modulação do triptofano e da serotonina, vários estudos experimentais demonstraram que a microbiota intestinal desempenha um papel semelhante na modulação da dopamina, um dos neurotransmissores mais importantes envolvidos nos sintomas de ansiedade em diferentes partes do cérebro.

Estudos também mostram que a microbiota intestinal é capaz de produzir outro neurotransmissor importante para o funcionamento do sistema nervoso central, o ácido gama-aminobutírico (Gaba), por meio da decomposição de substâncias alimentares não digeríveis.[1]

INFLUÊNCIA DA MICROBIOTA NA ANSIEDADE E NOS TRANSTORNOS DE HUMOR

Estudos sugerem que os sintomas de ansiedade e depressão podem ser altamente influenciados por fatores modulados pela microbiota intestinal, como: inflamação crônica e produção de serotonina e fator neurotrófico derivado do cérebro (BDNF, do inglês *brain-derived neurotrophic factor*, responsável, entre outras coisas, pela neurogênese).

O desequilíbrio e a disfuncionalidade do eixo microbiota intestinal-cérebro ocorrem principalmente na presença de distúrbios gastrintestinais e anormalidades na microbiota intestinal, favorecendo a inflamação e a redução de neurotransmissores intestinais.

Entre os múltiplos fatores envolvidos na fisiopatogenia da ansiedade e da depressão, a hipótese da deficiência serotonérgica vem explicando uma parte dos sintomas há muitas décadas. Entretanto, cerca de 30% dos pacientes não respondem aos fármacos antidepressivos e ansiolíticos, sugerindo haver outros sistemas e mecanismos fisiológicos envolvidos, nos quais a microbiota intestinal vem ocupando espaço importante pelo seu envolvimento com o humor e comportamento do hospedeiro.

As principais vias de comunicação entre a microbiota intestinal e o cérebro estudadas até o momento incluem: o sistema imunológico; o sistema nervoso entérico por meio do nervo vago; a síntese de serotonina intestinal através das células enterocromafins; os metabólitos microbianos, como os AGCC, os peptideoglicanos e os aminoácidos de cadeia ramificada.

ANSIEDADE

Sintomas de ansiedade são frequentes em pacientes com desequilíbrio gastrintestinal ou distúrbios gastrintestinais. Por exemplo, mais de 50% dos pacientes diagnosticados com síndrome do intestino irritável (SII) têm ansiedade ou depressão como comorbidade.

A correlação entre os sintomas de ansiedade e a alteração da diversidade e complexidade da microbiota intestinal tem sido extensivamente documentada. Os fatores implicados nessa correlação são devidos ao papel da microbiota intestinal e dos sinais mútuos do cérebro, incluindo sistemas de neurotransmissores e fatores imunológicos.

Os mecanismos responsáveis pela estreita relação entre disbiose intestinal e ansiedade são semelhantes aos que se correlacionam com o desequilíbrio da microbiota intestinal e a depressão. A ativação do eixo hipotálamo-hipófise--adrenal (HHA) é protagonista dos sintomas de estresse e ansiedade ao ativar e liberar o hormônio adrenocorticotrófico (ACTH), que estimula a produção de glicocorticoides (p. ex., cortisol) na corrente sanguínea.[2] O desequilíbrio da microbiota intestinal leva à ativação do eixo HHA, que provoca alterações do estado mental e transtornos mentais como a ansiedade.

Mesmo que a fisiopatologia da ansiedade não seja completamente clara, é bem conhecido que os neurotransmissores, incluindo a serotonina, a dopamina e o Gaba, estão ligados aos transtornos de ansiedade, e alguns estudos demonstram que a microbiota intestinal pode alterar todas essas modulações dos neurotransmissores no cérebro. Há evidências crescentes indicando que esse comprometimento desencadeado pela disbiose também pode explicar a relação da microbiota intestinal com o transtorno de ansiedade.[3,4]

É importante mencionar que até agora as pesquisas são insuficientes para compreender totalmente a abrangência dos efeitos da comunicação entre a microbiota intestinal e o sistema nervoso central. Porém, analisando diferentes estudos sobre as principais vias pelas quais as bactérias interferem no funcionamento do cérebro, é possível identificar parte dos efeitos da microbiota intestinal no humor do hospedeiro.

DEPRESSÃO E TRANSTORNOS DE HUMOR

Vários estudos apontam para a relação entre microbiota intestinal e depressão, tanto em modelos animais quanto em humanos.

Da mesma forma como ocorre na ansiedade, acredita-se que um dos mecanismos pelo qual a microbiota intestinal tenha influência nos transtornos de humor seja por alterações no eixo HHA. Distúrbios gastrintestinais especialmente funcionais, como a SII, ocorrem frequentemente em comorbidade com a depressão, e ambos os quadros compartilham os mesmos mecanismos fisiopatológicos, como alterações do eixo HHA, inflamação crônica de baixo grau, neuroplasticidade reduzida e alterações neuronais, o que indica uma associação multifatorial entre ambas as doenças. Evidências adicionais sugerem uma conexão entre depressão, aumento da permeabilidade da parede intestinal e translocação bacteriana, resultando em aumento da ativação imunológica e inflamação, sendo a microbiota intestinal um contribuidor importante.[4]

Numerosos estudos clínicos relataram composição anormal da microbiota intestinal em pacientes com depressão em comparação com controles saudáveis, sugerindo um papel do eixo intestino-cérebro na depressão.[5,6] Um desses estudos também observou que a disbiose da microbiota intestinal em pacientes deprimidos estava associada a níveis reduzidos de BDNF e que *Faecalibacterium* estava relacionada à pontuação da escala de depressão relacionada ao médico, contribuindo para a gravidade dos sintomas depressivos.[5]

Em modelos animais, *Lactobacillus* e *Bifidobacterium* podem reduzir a ocorrência de sintomas relacionados à ansiedade e à depressão e afetar positivamente a memória, o aprendizado e a cognição.[7] Também há estudos mostrando que, em roedores submetidos a estresse crônico, a presença de maiores níveis de *Bifidobacterium* estava associada a maior resiliência em comparação a controles e ao grupo com menor resiliência. Além disso, a administração oral de *Bifidobacterium* aumentou o número de roedores resilientes.[6]

Um estudo sobre depressão e transtorno bipolar também observou uma composição diferente da microbiota intestinal em pacientes em comparação com controles saudáveis. A depressão foi associada a grandes mudanças no nível familiar de *Bacteroidaceae*, enquanto os níveis familiares de *Lachnospiraceae*, *Prevotellaceae* e *Ruminococcaceae* contribuíram principalmente para o transtorno bipolar.[8]

Uma metanálise mostrou que os gêneros *Corprococcus* e *Faecalibacterium* estavam reduzidos em pacientes deprimidos comparados com controles não deprimidos e que os sintomas depressivos melhoraram com estudos intervencionais com probióticos.[9]

ALIMENTAÇÃO, PREBIÓTICOS E PROBIÓTICOS

Alguns dados de revisões sistemáticas e metanálises apontam que intervenções dietéticas saudáveis têm efeitos benéficos tanto na prevenção como na melhora da depressão.[6] Um estudo metagenômico em grande escala com 1.054 voluntários confirmou que existe uma estreita relação entre micróbios intestinais, saúde alimentar e depressão. As bactérias *Faecalibacterium* e *Corprococcus* produtoras de ácido butírico foram identificadas como importantes indicadores de uma dieta de alta qualidade, mesmo em pacientes com depressão tratados com antidepressivos.[10]

Em razão dessas descobertas, entende-se que uma dieta de baixa qualidade desencadeia uma série de reações que incluem a alteração da diversidade da microbiota intestinal, a redução da ingestão de nutrientes essenciais, a redução dos substratos de crescimento de microrganismos específicos e o agravamento adicional da disbiose das comunidades microbianas intestinais em pacientes com depressão.

Muito se tem estudado a respeito da suplementação de prebióticos como uma forma de restaurar a microbiota intestinal do hospedeiro e assim conseguir uma "atenuação" dos sintomas de ansiedade e depressão.

As fibras dietéticas solúveis, principalmente a inulina, os fruto-oligossacarídeos (FOS), os galacto-oligossacarídeo (GOS) e o amido resistente, são os principais prébióticos que a microbiota utiliza para realizar a fermentação e produzir micronutrientes, AGCC, Gaba e metabólitos não AGCC ativos no cérebro. Quando as fibras alimentares solúveis estão em falta, a microbiota se altera e passa a dar preferência para outras fontes energéticas, como proteínas dietéticas, proteínas endógenas e gorduras, resultando em menor crescimento bacteriano, o que reduz a atividade da microbiota e, consequentemente, a produção de AGCC, favorecendo uma menor produção de serotonina intestinal e citocinas anti-inflamatórias.[11]

Alguns estudos sugerem que a ingestão adicional de prebióticos, em dietas ricas em proteínas ou gorduras (dieta ocidental), restaura a concentração de microrganismos benéficos, reduz os níveis de metabólitos tóxicos e aumenta a produção de AGCC, favorecendo um melhor funcionamento do eixo microbiota intestinal-cérebro.

Estudos em humanos demonstraram que a inulina (encontrada na cebola, no alho, no trigo, na banana e em outras frutas e vegetais) favorece o crescimento de *Bifidobacterium* e *Faecalibacterium prausnitzii*, aumentando a produção de butirato, auxiliando na regulação neuroimunoendócrina, reduzindo o estresse e favorecendo a prevenção de sintomas de ansiedade e depressão.[12]

Outro estudo, realizado em idosos suplementados com GOS, demonstrou que, na microbiota desses idosos, houve um aumento significativo na quantidade de *Bacteroides* e *Bifidobacterium*, resultando na redução das citocinas pró-inflamatórias, e aumento das citocinas anti-inflamatórias, interleucinas 8 e 10 (IL-8 e IL-10).[13]

Estudos em animais têm demonstrado que a administração de GOS teria potencial para atenuar os sintomas de ansiedade e depressão do hospedeiro por meio da redução da inflamação.

Em outro estudo, realizado em humanos, observou-se que os participantes que ingeriam mais de 5 g de FOS e GOS diariamente tiveram maior abundância de bifidobactérias em sua microbiota e redução nos sintomas da depressão e ansiedade.[12]

São chamados probióticos os microrganismos que trazem benefícios ao hospedeiro quando em quantidade adequada e psicobióticos os microrganismos cujos benefícios sejam relacionados à saúde mental.

Nos últimos anos, diversos estudos têm sido conduzidos, tanto em animais quanto em humanos, para avaliar o impacto do uso de probióticos em pessoas com depressão e ansiedade. Diversas revisões sistemáticas e metanálises foram conduzidas com base nesses estudos, apresentando resultados conflitantes quanto à eficácia dos psicobióticos em reduzir sintomas depressivos ou ansiosos. A variedade de resultados pode se dever a diferentes bactérias utilizadas, assim como a duração do uso em cada estudo.[14]

Portanto, o uso dos psicobióticos para a melhora de sintomas depressivos e ansiosos parece ser promissor, especialmente quando em associação ao tratamento antidepressivo e outros hábitos de vida saudáveis, porém ainda são necessários mais estudos para que haja clareza de qual deve ser a recomendação para atingir esses benefícios.

TRANSPLANTE DE MICROBIOTA FECAL

Uma das linhas de estudo mais promissoras para compreender como a microbiota intestinal pode auxiliar na redução da ansiedade em dietas equilibradas e ricas em fibras são as pesquisas com transplante de microbiota fecal (TMF).

O TMF é a transferência da microbiota de um indivíduo para outro. Estudos em roedores mostraram que, quando transplantados, doador e receptor estabelecem microbiotas semelhantes.

Essa técnica permitiu aos pesquisadores fazerem inferências mais concretas sobre como perfis bacterianos podem alterar o comportamento do hospedeiro. O sucesso do TMF começou com a descoberta de sua alta taxa de eficácia no tratamento de infecção refratária por *Clostridium difficile* em humanos. Tais pesquisas começaram a revelar que vários fenômenos comportamentais, como sintomas de ansiedade e depressão, poderiam ser transferidos por TMF, fazendo com que os pesquisadores aferissem que a microbiota intestinal pode ser a "peça-chave" para a modulação do humor do hospedeiro.[15]

No entanto, até o presente momento, ainda não existem evidências consistentes e robustas para concluir que a suplementação alimentar com prebióticos e/ou o TMF são eficazes e essenciais para o tratamento de ansiedade, depressão e outros transtornos do humor.

CONSIDERAÇÕES FINAIS

Embora existam muitas evidências a respeito da relação entre transtornos de humor e ansiedade e a microbiota intestinal, muitos dos estudos existentes são em modelos animais e, portanto, não é possível transpor esses dados para humanos.

Serão necessários mais estudos em humanos para termos dados consistentes de como a microbiota intestinal poderá trazer novas alternativas no tratamento de pacientes com transtornos psiquiátricos.

REFERÊNCIAS

1. Naufel MF, Truzzi GM, Ferreira CM, Coelho FMS. The brain-gut-microbiota axis in the treatment of neurologic and psychiatric disorders. Arq Neuropsiquiatr. 2023;81(7):670-84.
2. Faravelli C, Lo Sauro C, Godini L, Lelli L, Benni L, Pietrini F, et al. Childhood stressful events, HPA axis and anxiety disorders. World J Psychiatry. 2012;2(01):13-25.
3. O'Mahony SM, Clarke G, Borre YE, Dinan TG, Cryan JF. Serotonin, tryptophan metabolism and the brain-gut-microbiome axis. Behav Brain Res. 2015;277:32-48.
4. Knuesel T, Mohajeri MH. The role of the gut microbiota in the development and progression of major depressive and bipolar disorder. Nutrients. 2021;14(1):37.
5. Jiang H, Ling Z, Zhang Y, Mao H, Ma Z, Yin Y, et al. Altered fecal microbiota composition in patients with major depressive disorder. Brain Behav Immun. 2015;48:186-94.
6. Chang L, Wei Y, Hashimoto K. Brain-gut-microbiota axis in depression: a historical overview and future directions. Brain Res Bull. 2022;182:44-56.
7. Zang Y, Lai X, Li C, Ding D, Wang Y, Zhu Y. The role of gut microbiota in various neurological and psychiatric disorders-an evidence mapping based on quantified evidence. Mediators Inflamm. 2023;2023:5127157.
8. Zheng P, Yang J, Li Y, Wu J, Liang W, Yin B, et al. Gut microbial signatures can discriminate unipolar from bipolar depression. Adv Sci (Weinh). 2020;7(7):1902862.
9. Sanada K, Nakajima S, Kurokawa S, Barceló-Soler A, Ikuse D, Hirata A, et al. Gut microbiota and major depressive disorder: a systematic review and meta-analysis. J Affect Disord. 2020;266:1-13.
10. Valles-Colomer M, Falony G, Darzi Y, Tigchelaar EF, Wang J, Tito RY, et al. The neuroactive potential of the human gut microbiota in quality of life and depression. Nat Microbiol. 2019;4(4):623-32.
11. Gill PA, van Zelm MC, Muir JG, Gibson PR. Review article: short chain fatty acids as potential therapeutic agents in human gastrointestinal and inflammatory disorders. Aliment Pharmacol Ther. 2018;48(1):15-34.
12. Taylor AM, Holscher HD. A review of dietary and microbial connections to depression, anxiety, and stress. Nutr Neurosci. 2020;23(3):237-50.
13. Vulevic J, Juric A, Walton GE, Claus SP, Tzortzis G, Toward RE, Gibson GR. Influence of galacto-oligosaccharide mixture (B-GOS) on gut microbiota, immune parameters and metabolomics in elderly persons. Br J Nutr. 2015;114(4):586-95.

14. Jach ME, Serefko A, Szopa A, Sajnaga E, Golczyk H, Santos LS, et al. The role of probiotics and their metabolites in the treatment of depression. Molecules. 2023;28(7):3213.
15. Zheng P, Zeng B, Zhou C, Liu M, Fang Z, Xu X, et al. Gut microbiome remodeling induces depressive-like behaviors through a pathway mediated by the host's metabolism. Mol Psychiatry. 2016;21(6):786-96.

7

Microbiota e os transtornos alimentares

Michele de Oliveira Gonzalez
Táki Athanássios Cordás

INTRODUÇÃO

Há um crescente interesse em estudar novos fatores que contribuem para o desenvolvimento dos transtornos alimentares (TA). Os estudos mais recentes têm dirigido a atenção para a microbiota intestinal. A grande maioria deles vai estudar especialmente a microbiota na anorexia nervosa (AN), mas neste capítulo também serão abordados os achados para bulimia nervosa (BN) e transtorno de compulsão alimentar (TCA).[1] Evidências robustas relacionam a composição da microbiota intestinal com o comportamento alimentar, a obesidade, a regulação do apetite, o índice de massa corporal, o funcionamento cerebral (via eixo intestino-cérebro) e sintomas de transtornos psiquiátricos como ansiedade e depressão.[1-3] Vale ressaltar que a etiologia dos TA é complexa e envolve diversos fatores biológicos, sociais, culturais e psicológicos.[2]

O termo microbiota se refere a microrganismos (bactérias, fungos, vírus e arqueas) que vivem no corpo humano nos mais diferentes órgãos e tecidos. Estima-se que mais de 100 trilhões de microrganismos residam em nosso corpo. Os dois filos mais encontrados são: Firmicutes (64%) e Bacteroidetes (23%), que representam em torno de 80 a 90% dos microrganismos identificados, enquanto o restante é principalmente composto por Proteobacteria (8%) e Actinobacteria (3%). O filo Firmicutes é representado por mais de 200 gêneros: *Lactobacillus*, *Bacillus*, *Enterococcus*, *Ruminococcus* e *Clostridium*. Bacteroidetes são representados por dois principais gêneros: *Bacteroides* e *Prevotella*. No trato gastrintestinal, há predominância de *Lactobacilli* no estômago e duodeno e *Streptococci* no jejuno, enquanto a região ileocólica abriga uma grande variedade de espécies de bactérias, como *Lactobacilli, Escherichia coli,* enterobactérias, *Enterococci faecalis,* Bacteroides, bifidobactérias, *Peptococci, Peptostreptococci, Ruminococci* e *Clostridia*. A composição da microbiota varia ao longo da vida: sofre rápidas mudanças na infância, se estabiliza na vida adulta e se deteriora no idoso. Diferentes fatores contribuem para essas mudanças: idade, sexo, etnia, localização geográfica, ambiente, clima, amamentação, índice de massa corporal (IMC), atividade física, tabagismo, uso de álcool e drogas ilícitas e comportamento alimentar.[1,4]

A microbiota intestinal participa dos seguintes processos:[4]

- Síntese de vitaminas B e K.
- Absorção de íons como magnésio, cálcio e ferro.
- Síntese de ácidos graxos pela fermentação de fibras e carboidratos.
- Metabolismo de lipídios.
- Desenvolvimento do sistema imunológico.
- Expressão de genes de proteínas estruturais que fazem parte da integridade do epitélio intestinal.
- Funcionamento cerebral, pelo complexo eixo bidirecional intestino-cérebro (a ser discutido detalhadamente mais adiante).

A discussão sobre o papel da microbiota no desenvolvimento e manutenção dos TA é mais recente e será abordada neste capítulo.[2]

DISBIOSE E O EIXO INTESTINO-CÉREBRO

A alteração da composição da microbiota normal, com desequilíbrio entre as espécies patogênicas e simbióticas e comensais, é chamada disbiose.[4] Evidências sugerem que o processo de disbiose e seu efeito no eixo intestino--cérebro podem contribuir para o desenvolvimento de TA quando associado à predisposição genética.[1]

Indivíduos submetidos a estresse psicológico podem ter alteração na microbiota intestinal, o que, através de seus mecanismos, afetará o sistema nervoso central (SNC), com consequentes mudanças de humor e comportamento. Estudos em animais mostram que, quando submetidos a estresse, seu epitélio intestinal se "fragiliza" e fica mais permeável; dessa forma, bactérias do intestino chegam à corrente sanguínea e produzem quadros infecciosos. Além disso, outro mecanismo que afeta o SNC é a produção pelas bactérias da microbiota de substâncias como adrenalina, serotonina, melatonina, ácido gama-aminobutírico (Gaba), histamina e acetilcolina.[4]

MICROBIOTA E ANOREXIA NERVOSA

A anorexia nervosa (AN) é um transtorno alimentar que se caracteriza por perda de peso voluntária e distorção da imagem corporal, acompanhados de medo intenso de ganhar peso. Isso leva a um peso significativamente baixo e comprometimentos físicos, psíquicos e sociais.[5,6]

A AN tem altos índices de morbidade e mortalidade. As taxas de mortalidade em 10 anos após o diagnóstico estão em torno de 5 a 10%. Há uma complexa interação entre fatores biológicos, psicológicos, sociais e culturais determinando seu desenvolvimento.[7]

A participação da microbiota intestinal no processo de alimentação, digestão e conexão intestino-cérebro já está bem estabelecido. O estudo desses mecanismos parece promissor na AN, já que pode abrir caminhos para uma nova possibilidade de tratamento; sabe-se que atualmente apenas 50% dos pacientes atingem remissão completa do quadro.[7]

A seguir, será descrita uma sequência de achados recentes relacionados a microbiota intestinal e indivíduos com diagnóstico de AN.

Morkl et al. demonstraram que a diversidade de microbiota intestinal em mulheres portadoras de AN é bem menor em relação a todas as espécies de bactérias e anaeróbios.[7] Parece haver maior predominância de Coriobacteriaceae (família das Actinobacteria), *Clostridium coccoides*, *Bacteroides fragilis* e *Clostridium leptum*. Sabe-se que a família Coriobacteriaceae está envolvida no processo de conversão de sais biliares e no metabolismo de lipídios e, em modelos animais, está associada ao não desenvolvimento de obesidade e doenças hepáticas quando submetidos a dieta gordurosa. Vale lembrar que é comum encontrar altos índices de lipídios, HDL e LDL em pacientes com AN, a despeito da restrição alimentar.[4,7]

Terry et al. encontraram diferenças na composição de microbiota intestinal entre mulheres portadoras de AN tipo restritivo (AN-R) em comparação com a AN tipo compulsão alimentar purgativa (AN-P), a saber: mulheres do subgrupo AN-P mostraram mais índices de *Bifidobacterium* spp. e *Odoribacter* spp., com relativa redução de *Haemophilus* spp., em comparação com mulheres do subgrupo AN-R.[2]

Indivíduos portadores de AN também apresentam microbiota rica em Enterobacteriaceae, entre elas *Escherichia coli*, que produzem lipopolissacarídeos que retardam o esvaziamento gástrico e diminuem a contratilidade intestinal, reforçando o comportamento restritivo física e psicologicamente. Essas alterações também contribuem para a constipação intestinal. A desnutrição crônica leva a alterações fisiológicas, assim como a redução da superfície de contato e das vilosidades intestinais, reduzindo a capacidade de absorção de nutrientes. Esses mecanismos podem ajudar a elucidar a dificuldade de renutrição e recuperação desses indivíduos.[2]

Pela fermentação de fibras e carboidratos não digeridos, as bactérias da microbiota intestinal produzem ácidos graxos de cadeia curta (AGCC): acetato, butirato e propionato; eles atuam como neurotransmissores, inibindo a absorção de nutrientes e o apetite. Diante de dietas restritivas, pobres em fibras e amido, a concentração de AGCC é baixa e o que se identifica é uma produção de ácidos graxos de cadeia ramificada (sintetizados a partir de proteínas), mais associados a distúrbios metabólicos, TA e resistência à insulina.[4]

MICROBIOTA E BULIMIA NERVOSA

A bulimia nervosa (BN) caracteriza-se por episódios de compulsão alimentar, distorção da imagem corporal e comportamentos compensatórios inadequados para o controle de peso, como vômitos autoinduzidos, dietas compensatórias, uso de medicamentos (laxantes, diuréticos, inibidores de apetite) e exercícios físicos exagerados. É importante ressaltar que um episódio de compulsão alimentar, por definição, caracteriza-se pela ingestão de grande quantidade de alimentos – definitivamente mais que a maioria dos indivíduos comeria em circunstâncias semelhantes – em um curto período, acompanhada da sensação de perda de controle e incapacidade de parar de comer.[5]

Sabe-se que os episódios de compulsão alimentar, os comportamentos purgativos de vômitos autoinduzidos e o uso de laxantes promovem alteração da composição da microbiota intestinal, reduzindo sua variedade e podendo contribuir para desenvolvimento de obesidade e diabetes melito. Essas alterações são possivelmente decorrentes dos danos à mucosa intestinal, dos distúrbios hidroeletrolíticos, da mudança de trânsito intestinal e da mudança na pressão abdominal.[4]

Sabe-se que o eixo intestino-cérebro se comunica pelo sistema nervoso simpático e parassimpático através de neurotransmissores como serotonina, dopamina, noradrenalina e acetilcolina, também produzidos pelas bactérias da microbiota intestinal. Estudos relacionados à serotonina mostram sua participação na fisiopatologia da BN: indivíduos portadores de BN, durante períodos de jejum (p. ex., durante o sono), mostram reduções mais significativas dos níveis de serotonina que o grupo controle, gerando irritabilidade e episódios de compulsão alimentar. Esse funcionamento persiste durante a remissão do transtorno alimentar, sugerindo que essa alteração ocorre antes mesmo do surgimento de sintomas e pode ser um de seus mecanismos etiológicos. O mecanismo de disbiose deve estar relacionado a essa disfunção serotoninérgica.[4]

MICROBIOTA, OBESIDADE E TRANSTORNO DE COMPULSÃO ALIMENTAR

O TCA é caracterizado por episódios recorrentes de compulsão alimentar na ausência de comportamentos compensatórios para promover a perda ou evitar o ganho de peso.[5]

Aproximadamente 42% dos indivíduos com TCA apresentam obesidade.[8] Os níveis de valorização excessiva do peso e da forma corporais, além das taxas de comorbidades psiquiátricas, são maiores em indivíduos obesos com TCA do que entre aqueles sem o transtorno.[5]

Em estudos de microbiota intestinal, indivíduos obesos têm predominância de Firmicutes e quase 90% a menos de Bacteroidetes que indivíduos magros, e a perda de peso em obesos é associada à diminuição de Firmicutes e ao aumento de Bacteroidetes.[2] Em indivíduos com sobrepeso e obesidade também se observam maiores índices de AGCC.[4]

O transplante de fezes de indivíduos obesos em camundongos livres de germes pode levar ao aumento de peso, que está associado à capacidade de extrair mais energia da mesma quantidade de alimento fornecida; dessa forma, a microbiota intestinal está diretamente relacionada à fisiopatologia da obesidade.[3,4]

Do ponto de vista biológico, episódios de compulsão alimentar estão sob a influência de hormônios e neurotransmissores, que também influenciam o humor. Durante estresse psicológico, o cortisol é secretado, afetando apetite e comportamento alimentar. Estudos mostram maior tendência a episódios de compulsão alimentar após exposição a estresse em pacientes portadores de TCA. Estudos de neuroimagem funcional também confirmam que, em indivíduos com TCA, o sistema de recompensa é fortemente ativado por comida, mais do que em indivíduos obesos sem TCA ou indivíduos de peso normal; em indivíduos com TCA, a comida é um método bastante eficaz de compensar emoções negativas.[4]

ESTRATÉGIAS DE TRATAMENTO

Pelos mecanismos descritos ao longo do capítulo, a composição da microbiota intestinal pode ter papel importante na etiologia dos TA. Sua composição pode ser modulada pelo uso de antibióticos, probióticos, prebióticos e transplante de microbiota intestinal.[4]

A seguir, discutem-se possíveis perspectivas de tratamento com base nos estudos sobre microbiota.

Transplante de microbiota intestinal

Atualmente, há evidências do uso de transplante de microbiota fecal para algumas condições como diarreia causada por *Clostridium difficile*, doença inflamatória intestinal, doenças autoimunes, fibromialgia, esclerose múltipla, doença de Parkinson, síndrome metabólica e obesidade.[1]

Na área de TA, o primeiro transplante de microbiota fecal foi realizado em 2018 em uma paciente de 26 anos de idade com AN-R grave após dois anos de tratamento com protocolo padrão. Essa paciente recebeu doação de uma mulher jovem e saudável e, após 36 semanas, ganhou 6,3 kg.[1]

O segundo caso foi relatado em 2019, em uma paciente do sexo feminino de 37 anos de idade, com AN grave e refratária há 25 anos; ela recebeu doação de um parente de primeiro grau saudável de 67 anos de idade. Essa paciente manteve IMC entre 17,4 e 18,4 após 12 meses de seguimento e apresentou queixas digestivas e restrição após um ano do transplante.[1,2]

O seguimento pré e pós-transplante mostra alteração da composição de microbiota, com aumento da variedade filogenética e recuperação da homeostase. Vale ressaltar que esse procedimento está associado com efeitos adversos, como diarreia, constipação intestinal, infecções e outros ainda desconhecidos.[1,4]

Prebióticos e probióticos

Prebióticos são substratos ou componentes alimentares não digeridos que são utilizados pelas bactérias da microbiota intestinal e conferem uma série de benefícios para a saúde. Já os probióticos são bactérias vivas que, oferecidas na quantidade adequada, trazem benefícios à saúde.[4]

Os estudos com probióticos parecem ser promissores no tratamento de TA, já que a administração de prebióticos e probióticos pode promover o restabelecimento da microbiota intestinal em indivíduos com esses transtornos.[1] Apesar de promissores, ainda não há ensaios clínicos que comprovem a eficácia do uso.[4]

Psicobióticos são os mais estudados e atualmente usados na formulação de probióticos; são assim denominados porque, quando ingeridos na quantidade adequada, promovem melhora de sintomas de humor, como depressão e ansiedade. São compostos basicamente por *Lactobacilli, Bifidobacteria* e *Enterococci* e promovem maior produção de ácidos graxos de cadeia leve, síntese de vitaminas B e K, síntese de serotonina e Gaba, ativação de sistema imune e melhora da barreira de mucosa.[1]

Em camundongos, a administração de *Bacteroides uniformis* resultou em cessação de comportamentos de compulsão alimentar e ansiedade.[1]

Nos indivíduos com AN, aumentar a diversidade da microbiota intestinal pode melhorar o padrão alimentar e o ganho de peso, promovendo crescimento das famílias *Lactobacilli, Bifidobacterium* spp. e *Enterococcus* spp., o que pode trazer maiores taxas de recuperação.[2]

Em indivíduos com BN, o uso de probióticos pode reduzir a dor abdominal, o que promove melhor aceitação da dieta. A influência dos probióticos em reduzir sintomas depressivos também pode contribuir para melhor regulação emocional e diminuição dos episódios de compulsão alimentar.[4]

LIMITAÇÕES

Os estudos sobre microbiota intestinal e TA ainda são incipientes. Ressaltam-se neste tópico algumas limitações relevantes dos estudos.

Poucos estudos são de seguimento longitudinal, e o tamanho das amostras é, em geral, pequeno. Há também uma composição predominante de indivíduos do sexo feminino; ainda que a prevalência de TA seja maior em mulheres, a incidência em homens tem aumentado e os resultados não podem ser extrapolados pelas diferenças entre gêneros.[1,2]

Como visto ao longo do capítulo, os estudos concentram seus esforços na análise da composição bacteriana da microbiota intestinal. Ressalta-se que a microbiota também é composta por vírus, fungos e outros microrganismos que certamente têm seu papel nas funções citadas.[1,2]

Outro ponto relevante é que os estudos, em geral, não uniformizam a dieta oferecida aos participantes, e esse dado, por si só, pode interferir na composição da microbiota intestinal. Além disso, a ingestão diária é informada pelo indivíduo, a partir de um diário alimentar; no caso específico de TA, sabe-se que esses dados subjetivos podem ser sub ou supervalorizados pelo indivíduo.[7]

Por fim, ressalta-se que uma porcentagem significativa dos indivíduos em tratamento para transtorno alimentar está em uso de medicação, especialmente antidepressivos; essa classe de medicação também pode interferir na composição da microbiota intestinal.[7]

CONSIDERAÇÕES FINAIS

A composição da microbiota e seu adequado funcionamento parecem ser essenciais para o bom funcionamento do eixo intestino-cérebro. O processo de disbiose ocasiona inflamação intestinal, altera a permeabilidade do intestino e aciona resposta imune no centro fome-saciedade, contribuindo para o desenvolvimento dos TA.[1] Restabelecer a composição da microbiota parece ser um tratamento promissor para esses transtornos. Mais estudos são necessários para estabelecer estratégias de prevenção e tratamento que possam ser utilizadas em larga escala.[1]

REFERÊNCIAS

1. Carbone EA, D'Amato P, Vicchio G, De Fazio P, Segura-Garcia C. A systematic review on the role of microbiota in the pathogenesis and treatment of eating disorders. Eur Psychiatry. 2021;64(1):e2.
2. Terry SM, Barnett JA, Gibson DL. A critical analysis of eating disorders and the gut microbiome. J Eating Dis. 2022;10(1):154.
3. Schulz N, Belheouane M, Dahmen B, Ruan VA, Specht HE, Dempfle A, et al. Gut microbiota alteration in adolescent anorexia nervosa does not normalize with short-term weight restoration. Int J Eat Dis. 2021;54(6):969-80.
4. Herman A, Bajaka A. The role of the intestinal microbiota in eating disorders: bulimia nervosa and binge eating disorder. Psychiatry Res. 2021;300:113923.
5. American Psychiatric Association (APA). Feeding and eating disorders. In: Diagnostic and statistical manual of mental disorders: DSM-5. Arlington, VA: American Psychiatric Publishing; 2013. p.338-54.
6. Wade TD, Treasure J, Schmidt U, Fairburn CG, Byrne S, Zipfel S, Cipriani A. Comparative efficacy of pharmacological and non-pharmacological interventions for the acute treatment of adult outpatients with anorexia nervosa: study protocol for the systematic review and network meta-analysis of individual data. J Eat Disord. 2017;5(1):24.
7. Mörkl S, Lackner S, Müller W, Gorkiewicz G, Kashofer K, Oberascher A, et al. Gut microbiota and body composition in anorexia nervosa inpatients in comparison to athletes, overweight, obese, and normal weight controls. Int J Eat Dis. 2017;50(12):1421-31.
8. Kessler R, Berglund P, Chiu W, Deitz A, Hudson J, Shahly V, et al. The prevalence and correlates of binge eating disorder in the World Health Organization World Mental Health Surveys. Biol Psychiatry. 2013;73(9):904-14.

8

Alterações no microbioma na obesidade e cirurgia bariátrica

Veronica Garcia de Medeiros
Denis Pajecki
Marco Aurelio Santo

A MICROBIOTA NA OBESIDADE

A obesidade é considerada um dos maiores problemas de saúde pública do mundo. Caracteriza-se como o acúmulo excessivo de gordura corporal, localizado ou generalizado, que aumenta o fator de risco para o desenvolvimento de doenças crônicas não transmissíveis (DCNT) como diabetes melito tipo 2 (DM2), hipertensão arterial sistêmica (HAS), dislipidemias e alguns tipos de câncer.[1]

A gênese da obesidade é multifatorial. Sabe-se que fatores genéticos, endócrinos e ambientais estão envolvidos em sua fisiopatologia, levando os indivíduos a um desequilíbrio positivo crônico entre a ingestão e o gasto energético. Nesse sentido, alterações no perfil da microbiota intestinal (MI) do hospedeiro podem ser mais um fator contribuinte para desencadear e/ou agravar a obesidade, por influenciar (A) o balanço energético, (B) o estado inflamatório e a função da barreira intestinal, assim como (C) os sinais periféricos e centrais de regulação da ingestão alimentar, levando ao aumento do peso corporal.[2]

Ao longo da última década, com o desenvolvimento e aprimoramento de técnicas moleculares de sequenciamento a partir de amostras de fezes,[3] tornou-se possível analisar as comunidades microbianas presentes em vários distritos do corpo humano, permitindo o melhor entendimento da diversidade microbiana, da disbiose intestinal e seu papel na fisiopatologia de doenças como a obesidade e o DM2, por meio de diferentes mecanismos que serão descritos a seguir.

Balanço energético: extração de energia de alimentos não digeríveis e modulação no metabolismo lipídico

Indivíduos eutróficos e obesos apresentam diferenças na composição da microbiota. Os primeiros estudos, realizados em modelos animais, observaram que camundongos com MI preservada apresentavam um teor de gordura corporal aproximadamente 40% maior em comparação aos animais *germ-free*.[4] Assim como nos estudos em animais, os estudos em humanos também mostraram menor proporção de Bacteroidetes em obesos em comparação a eutróficos, além de alterações na quantidade de Actinobactéria.[5]

As bactérias da MI produzem enzimas que metabolizam os polissacarídeos não digeríveis (fibras) provenientes da dieta em monossacarídeos e os ácidos graxos de cadeia curta (AGCC), principalmente acetato, propionato e butirato, importantes fontes de energia para os enterócitos. Recentes achados sugerem que na microbiota do obeso ocorre extração de energia por meio da fermentação das fibras da dieta, contribuindo assim para o ganho de peso.[5]

O aumento de peso e da resistência insulínica parece ocorrer em consequência da extração mais eficiente de glicose pela microbiota, a partir das fibras não digeríveis, levando ao aumento da glicemia e da insulinemia. Essa hipótese é sustentada pelo aumento das enzimas acetil-CoA carboxilase (ACC) e ácido graxo sintase (FAS) e de suas proteínas mediadoras: ChREBP (do inglês *carbohydrate-responsive element-binding protein*) e SREBP-1 (do inglês *sterol responsive element-binding protein*). Tais enzimas realizam lipogênese hepática *de novo* e são responsáveis pelo aumento de triglicérides hepático.[2]

Outro achado importante é que a MI de indivíduos obesos contém grandes quantidades de bactérias metanogênicas oxidantes de H_2. Assim, a rápida utilização de H_2 acelera a fermentação de polissacarídeos não digeríveis e, consequentemente, resulta em maior quantidade de energia produzida e posteriormente depositada como gordura.[6]

Acredita-se que um aumento de 20% de microrganismos do filo Firmicutes estaria associado a maior absorção de energia a partir da dieta, enquanto um aumento de 20% no filo Bacteroidetes estaria associado a uma diminuição na absorção de energia. Porém, não somente a proporção de filos influencia a adiposidade. A participação dos gêneros e espécies na fisiopatologia também parece importante, uma vez que apenas a distribuição de filos entre indivíduos magros e obesos não se mostrou relevante em alguns estudos.[6]

A MI também pode aumentar o armazenamento de energia na forma de gordura, sintetizando substâncias capazes de interagir nas vias metabólicas, como influenciar o metabolismo lipídico do hospedeiro.[5]

Um dos mecanismos pelos quais o armazenamento de gordura pode ser induzido pela microbiota é a expressão da proteína Fiaf (do inglês *fasting-induced adipose factor*). Essa proteína é um inibidor da lipase de lipoproteína (LPL), cuja produção se dá nos enterócitos, no fígado e no tecido adiposo. Quando a Fiaf é suprimida pela ação da MI, há um aumento da atividade da LPL, que, por sua vez, leva a maior absorção de ácidos graxos e acúmulo de triglicérides nos adipócitos.[5]

Outro mecanismo observado é a inibição da via 5'-monofosfato-adenosina proteína quinase (AMP-Q). Essa enzima participa do metabolismo energético celular, é expressa no músculo esquelético, cérebro e fígado em resposta ao estresse metabólico (como em casos de hipóxia, privação de glicose e exercício) e age estimulando a oxidação dos ácidos graxos em tecidos periféricos. Por isso, uma vez inibida, ativa processos anabólicos e bloqueia os processos catabólicos. Além disso, acredita-se que a AMP-Q desempenha papel no metabolismo da glicose e na regulação do apetite.[5]

O estado inflamatório e a função da barreira intestinal

A obesidade é acompanhada de uma resposta inflamatória crônica de baixo grau. Esse processo inflamatório pode ser exacerbado pela disbiose intestinal por meio de alterações na concentração sanguínea de lipopolissacarídeos (LPS), que atuam como antígenos e estimulam a resposta imune do hospedeiro. O LPS circulante é encontrado em baixas concentrações em indivíduos saudáveis, mas pode atingir altas concentrações em indivíduos com obesidade, uma condição chamada de endotoxemia metabólica. Esse fenômeno está relacionado à inflamação subclínica crônica, à sensibilidade à insulina e ao aparecimento de obesidade e DM2 (Figura 1).[1]

Sinais de regulação da ingestão alimentar

Ao apresentar uma interação bidirecional com o cérebro, conhecida como "eixo intestino-cérebro", a MI pode influenciar o comportamento alimentar, a motilidade intestinal e a produção de hormônios associados ao apetite. Nesse aspecto, cérebro e intestino estão ligados através de vias neurais, imunológicas e endócrinas.[7]

Na via neuroendócrina, a MI e o cérebro estão integrados através do eixo hipotálamo-hipófise-adrenal, em um mecanismo que ainda não foi totalmente elucidado, mas parece ser modulado por metabólitos bacterianos, como AGCC, neurotransmissores e triptofano. Os AGCC afetam vias metabólicas e a produção hormonal dos enterócitos, agindo sobre a indução de peptídeo semelhante ao glucagon (GLP-1), liberação de peptídeo YY (PYY), e indiretamente contribuindo para a liberação de grelina, interferindo assim na regulação de aspectos do comportamento alimentar, como fome, apetite e saciedade no sistema nervoso central.[7]

MICROBIOTA E CIRURGIA BARIÁTRICA

Estima-se que 1,7 bilhão de pessoas em todo o mundo estejam acima do peso.[8] No Brasil, mais da metade da população encontra-se com excesso de peso, e 22% já apresenta obesidade.[9] Com a epidemia da obesidade, a cirurgia bariátrica e metabólica (CBM) tornou-se uma opção para o controle do excesso de peso e de comorbidades em pacientes obesos graves. O Brasil figura como o segundo país que mais realiza cirurgias bariátricas e metabólicas no mundo, no qual mais de 70 mil pessoas foram submetidas ao procedimento em 2022.[10]

A CBM é o procedimento mais eficiente para o tratamento da obesidade grave, resultando em perda de peso significativa e melhora de estado metabólico e inflamatório. As principais técnicas cirúrgicas adotadas no Brasil e no mundo são a gastrectomia vertical (GV) e o *bypass* gástrico em Y de Roux (BGYR). Na GV, aproximadamente 80% do estômago é removido ao longo da grande curvatura, formando um "estômago em manga" e criando um tubo contínuo com esôfago e duodeno.[11] No BGYR, é criada uma pequena bolsa gástrica, enquanto o estômago distal e o intestino delgado proximal são contornados pela fixação da extremidade distal do jejuno médio à bolsa gástrica proximal. O ramo biliar e pancreático é ligado ao ramo de Roux e a acidez gástrica é desviada, levando a uma redução do fluxo de ácido clorídrico no intestino.[10,11]

Nesse cenário, as alterações no perfil da microbiota têm sido reconhecidas entre os vários mecanismos pelos quais a CBM promove perda de peso e melhora das comorbidades.[4,11] Um volume crescente de evidências tem apontado que as mudanças anatômicas e fisiológicas do trato gastrintestinal decorrentes da cirurgia, associadas a mudança de padrão alimentar, estilo de vida e uso de medicamentos inibidores da bomba de prótons (IBP), moldam tanto a diversidade quanto a abundância de bactérias dos filos Firmicutes, Bacteroidetes e Proteobacteria.[11,12] Além disso, a redução do volume gástrico pode elevar o pH e os níveis de oxigênio no estômago e no intestino distal, criando condições propícias para a proliferação de aeróbios facultativos, concomitantemente à inibição de microrganismos anaeróbios (Quadro 1).[11]

Em estudos tanto experimentais quanto clínicos tem sido observada diminuição da relação dos filos Firmicutes e Bacteroidetes e aumento significativo do filo Proteobacteria após o BGYR.[4] Apesar de a relação Firmicutes/ Bacteroidetes aparentemente influenciar sobre a perda de peso e melhora do estado metabólico, a literatura até o momento tem apresentado resultados divergentes.[11,12]

Dado que cada técnica cirúrgica difere em termos de mudanças anatômicas e fisiológicas, o impacto sobre a microbiota do hospedeiro parece ser distinto. No caso do BGYR, a redução da exposição da MI ao conteúdo ácido estomacal parece favorecer a colonização de bactérias aeróbicas e orais. Estudos com BGYR apontaram aumento na abundância do gênero *Veillonella*, do filo Firmicutes, todavia estudos com GV não apresentaram tais resultados.[11]

Zhang et al. detectaram números significativamente maiores de Archaea metanogênica em indivíduos com obesidade quando comparados a eutróficos ou indivíduos submetidos ao BGYR. Além disso, o filo Firmicutes, identificado como dominante em indivíduos eutróficos e obesos, diminuiu significativamente em indivíduos operados, juntamente com um aumento proporcional do filo Gammaproteobacteria.[6] Mais tarde, em outro estudo com obesos submetidos ao BGYR, os achados sugerem que há rápida adaptação da microbiota após a cirurgia. Além disso, foi visto que a bactéria *Faecalibacterium prausnitzii* está diretamente relacionada à redução na inflamação de baixo grau da obesidade e diabetes, independentemente da ingestão, e foi menos frequentemente encontrada nos obesos diabéticos (Quadro 1).[13]

Indivíduos com obesidade grave apresentam maior prevalência de Sibo (do inglês *small intestine bacterial overgrowth* – supercrescimento bacteriano do intestino delgado) em relação a indivíduos saudáveis, uma condição de disbiose aparentemente associada a um padrão alimentar rico em carboidratos e açúcar, que interfere na perda de peso, aumenta o risco de deficiências nutricionais e associa-se a vários sintomas gastrintestinais, como inchaço e diarreia. Em indivíduos candidatos à CBM, a presença de Sibo pode acentuar a necessidade de reposição vitamínica pré-operatória.[14,15] Recentemente, tem-se observado que após a CBM essa prevalência tende a aumentar. No ensaio de Sabate et al.,[15] independentemente do padrão alimentar pós-operatório, a prevalência de Sibo foi de 15% no período pré-operatório para 40% após o BGYR. Até o momento, não há consenso sobre o melhor método diagnóstico do Sibo, todavia em pacientes com perda de peso insuficiente após a cirurgia é pertinente a investigação clínica de sintomas associados à Sibo e do estado nutricional, associada a um tratamento com probióticos, prebióticos e reposição de vitaminas.

Apesar de alguns autores apontarem resultados promissores para o uso de probióticos como estratégia adjuvante na perda de peso, faltam evidências

Capítulo 8 • Alterações no microbioma na obesidade e cirurgia bariátrica **83**

para justificar sua recomendação após a CBM, com vistas à otimização da perda de peso. Em humanos, ao longo da última década foram conduzidos estudos de intervenção com cepas diversas, compondo um corpo crescente de evidências sobre o papel promissor do uso de probióticos, tanto isolados quanto combinados, como estratégia adjuvante para o controle de peso, gordura corporal e circunferência de cintura.[16] Apesar desses resultados, ainda são necessárias maiores evidências para justificar a recomendação de probióticos após a CBM, com vistas à otimização da perda de peso, dada a heterogeneidade na concentração e diversidade das cepas estudadas, além de serem necessários ensaios que avaliem os efeitos das intervenções a longo prazo.

Na revisão sistemática conduzida por Swierz et al.,[12] foi concluído que o uso de probióticos após a CBM levou a pouco ou nenhum efeito sobre a perda de excesso de peso (PEP) e qualidade de vida, o que foi atribuído à baixa qualidade de evidência dos estudos atuais. Assim como em outras áreas, conduzir um ensaio de intervenção com probióticos é um desafio em razão da necessidade de delinear estudos padronizados e com bom controle de vieses e fatores de confusão.

Ainda não há clareza sobre o grau de impacto da CBM sobre as alterações no perfil da MI, especialmente pelo grande volume de desfechos, variáveis e evidências divergentes. Além disso, como a CBM promove mudanças significativas no trato gastrintestinal, com consequente melhora no estado hormonal e inflamatório, é difícil estabelecer possíveis fatores subjacentes às modificações observadas na microbiota. São necessários, portanto, mais estudos com metodologias de análise padronizadas e maior amostragem.

Assim, no futuro se espera que a associação de CBM e terapias de modulação da microbiota tanto nos períodos pré quanto pós-operatório possa contribuir para a melhora dos resultados do tratamento cirúrgico, em relação a perda ponderal, controle de comorbidades e complicações nutricionais.

CONSIDERAÇÕES FINAIS

Com o avanço das técnicas moleculares para a identificação de populações bacterianas, foi possível conhecer a diversidade da MI. Essa tecnologia possibilitou o reconhecimento da microbiota como mais um fator contribuinte na gênese da obesidade, considerada um dos maiores problemas de saúde pública e fator de risco para o diabetes e outras doenças. Estudos têm demonstrado que a MI pode tanto interferir no balanço energético quanto sintetizar substâncias capazes de interagir nas vias metabólicas do hospedeiro, exacerbando o processo inflamatório da obesidade.

84 Microbiota e o eixo intestino-cérebro

QUADRO 1 Estudos que avaliaram a microbiota intestinal após cirurgia bariátrica e metabólica

Autor	Desenho e sujeitos	Método	Efeitos na microbiota
Zhang et al., 2009[6]	Estudo transversal com 3 grupos (♂♀): peso normal, obeso e pós-BGYR, 3 indivíduos por grupo	Pirossequenciamento 454 de alto rendimento e PCR quantitativa em tempo real	BGYR: ↑ Gammaproteobacteria ↓ filos Firmicutes e Verrucomicrobia, ↓ classe Clostridia
Furet et al., 2010[13]	Estudo longitudinal com 30 indivíduos (♂♀),7 deles com diabetes, submetidos ao BGYR	PCR quantitativa em tempo real	BGYR: ↑ *Escherichia coli*, *Bacteroides*, *Prevotella* ↓ *Bifidobacterium*, *Lactobacillus* e *Pediococcus* ***Faecalibacterium prausnitzii* sp ↑ nos pacientes obesos com diabetes
Damms--Machado et al., 2015[17]	Estudo transversal com 10 indivíduos (♀) alocados em 2 grupos: dieta de muito baixa caloria: 5 ou GV: 5	Sequenciamento de próxima geração	GV: ↑ Bacteroidetes, *F. prausnitzii* ↓ Razão Firmicutes/ Bacteroidetes, ↓ bactérias produtoras de butirato
Palleja et al., 2016[18]	Estudo longitudinal com 13 indivíduos (♂♀) submetidos ao BGYR	Sequenciamento Shotgun	BGYR: ↑ Proteobacteria e Fusobacteria
Murphy et al., 2017[4]	Estudo longitudinal com 14 pacientes (♂♀) randomizados para GV: 7 ou BGYR: 7	Sequenciamento Shotgun	BGYR: ↑ filos Firmicutes e Actinobacteria ↓ filo Bacteroidetes GV: ↑ filo Bacteroidetes ** ↑ *Roseburia* sp nos pacientes que tiveram melhora do diabetes após a cirurgia
Pajecki et al., 2019[19]	Estudo longitudinal de 9 indivíduos com superobesidade (♂♀) submetidos ao BGYR	Sequenciamento Ion Torrent de alto rendimento	BGYR: ↓ filo Proteobacteria, sem diferença para Firmicutes e Bacteroidetes * Paciente com maior % PEP: ↓ Firmicutes e classe Clostridia, ↑ Bacteroidetes ** Paciente com menor % PEP: ↑ Firmicutes e classe Clostridia, ↓ Bacteroidetes

% PEP: percentual de perda de excesso de peso; BGYR: derivação gástrica em Y de Roux; GV: gastrectomia vertical; PCR: reação em cadeia da polimerase.

Atualmente, a CBM é o método mais eficaz de tratamento da obesidade grave e um bom modelo para estudar os mecanismos envolvidos na redução de peso e na melhora das doenças relacionadas. A mudança anatômica, associada a mudanças de hábitos alimentares e ao uso de medicamentos, promove modificações na composição e função da microbiota intestinal, embora até o momento seja pouco clara a magnitude de cada um desses fatores sobre os achados. Cada técnica cirúrgica aparenta resultar em efeitos distintos sobre a microbiota. Acredita-se que a associação da cirurgia bariátrica e metabólica com recursos de modulação intestinal, como probióticos e prebióticos, futuramente poderá contribuir para a melhora dos resultados do tratamento cirúrgico, em relação a perda de peso, controle de comorbidades e complicações nutricionais. Todavia, é necessária a realização de maiores estudos de qualidade a respeito.

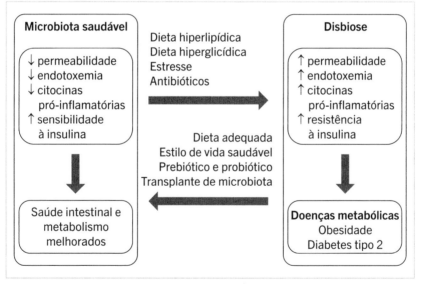

FIGURA 1   Efeitos da microbiota saudável e disbiose na saúde intestinal e metabólica do hospedeiro.
Fonte: adaptação de Boulangé et al., 2016.[20]

REFERÊNCIAS

1. World Health Organization (WHO). Obesity: preventing and managing the global epidemic. Report of a WHO consultation. World Health Organ Tech Rep Ser. 2000;894:i-xii, 1-253.
2. Kobyliak N, Virchenko O, Falalyeyeva T. Pathophysiological role of host microbiota in the development of obesity. Nutr J. 2015;15(1):43.
3. Angelakis E, Lagier JC. Samples and techniques highlighting the links between obesity and microbiota. Microb Pathog. 2015;1-8.
4. Murphy R, Tsai P, Jüllig M, Liu A, Plank L, Booth M. Differential changes in gut microbiota after gastric bypass and sleeve gastrectomy bariatric surgery vary according to diabetes remission. Obes Surg. 2017;27(4):917-25.
5. Ley R, Turnbaugh P, Klein S, Gordon J. Microbial ecology: human gut microbes associated with obesity. Nature. 2006;444(7122):1022-3.
6. Zhang H, JK D, Zuccolo A, Kudrna D, Braidotti M, Yu Y, et al. Human gut microbiota in obesity and after gastric bypass. Proc Natl Acad Sci U S A. 2009;106(7):2365-70.
7. Asadi A, Shadab Mehr N, Mohamadi MH, Shokri F, Heidary M, Sadeghifard N, Khoshnood S. Obesity and gut-microbiota-brain axis: a narrative review. J Clin Lab Anal. 2022;36(5):e24420.
8. World Health Organization. Obesity and overweight [fact sheet]. 2021. Disponível em: https://www.who.int/news-room/fact-sheets/detail/obesity-and-overweight. Acesso em: 19 jun. 2024.
9. Instituto Brasileiro de Geografia e Estatística (IBGE). Vigitel Brasil 2021 – Vigilância de fatores de risco e proteção para doenças crônicas por inquérito telefônico. Brasília: IBGE; 2022.
10. International Federation for the Surgery of Obesity and Metabolic Disorders (IFSO). 8th IFSO global registry report. 2023. Disponível em: https://www.ifso.com/pdf/8th-ifso-registry-report-2023.pdf. Acesso em: 19 jun. 2024.
11. Coimbra VOR, Crovesy L, Ribeiro-Alves M, Faller ALK, Mattos F, Rosado EL. Gut microbiota profile in adults undergoing bariatric surgery: a systematic review. Nutrients. 2022;14(23):4979.
12. Swierz MJ, Storman D, Staskiewicz W, Gorecka M, Jasinska KW, Swierz AM, et al. Efficacy of probiotics in patients with morbid obesity undergoing bariatric surgery: a systematic review and meta-analysis. Surg Obes Relat Dis. 2020;16(12):2105-16.
13. Furet J, Kong L, Tap J, Poitou C, Basdevant A, Bouillot J, et al. Differential adaptation of human gut microbiota to bariatric surgery-induced weight loss. Diabetes. 2010;59(December):3049-57.
14. Ciobârcă D, Cătoi AF, Copăescu C, Miere D, Crişan G. Bariatric surgery in obesity: effects on gut microbiota and micronutrient status. Nutrients. 2020;12(1):235.
15. Sabate JM, Coupaye M, Ledoux S, Castel B, Msika S, Coffin B, Jouet P. Consequences of small intestinal bacterial overgrowth in obese patients before and after bariatric surgery. Obes Surg. 2017;27(3):599-605.

16. Álvarez-Arraño V, Martín-Peláez S. Effects of probiotics and synbiotics on weight loss in subjects with overweight or obesity: a systematic review. Nutrients. 2021;13(10):3627.

17. Damms-Machado A, Mitra S, Schollenberger AE, Kramer KM, Meile T, Königsrainer A, et al. Effects of surgical and dietary weight loss therapy for obesity on gut microbiota composition and nutrient absorption. Biomed Res Int. 2015;2015:806248.

18. Palleja A, Kashani A, Allin KH, Nielsen T, Zhang C, Li Y, et al. Roux-en-Y gastric bypass surgery of morbidly obese patients induces swift and persistent changes of the individual gut microbiota. Genome Med. 2016;8(1):67.

19. Pajecki D, de Oliveira LC, Sabino EC, de Souza-Basqueira M, Dantas ACB, et al. Changes in the intestinal microbiota of superobese patients after bariatric surgery. Clinics (Sao Paulo). 2019;74:e1198.

20. Boulangé CL, Neves AL, Chilloux J, Nicholson JK, Dumas M-E. Impact of the gut microbiota on inflammation, obesity, and metabolic disease. Genome Med. Genome Medicine. 2016;8(1):42.

9

Microbiota nos transtornos por uso de substâncias

Flavia Cardoso
Adriana Trejger Kachani
Silvia Brasiliano
Patrícia Brunfentrinker Hochgraf

INTRODUÇÃO

O consumo de substâncias psicoativas e suas possíveis implicações, particularmente os transtornos relacionados a seu uso, emergem como um desafio premente na esfera da saúde pública global. O uso de substâncias figura como uma das principais causas de morbidade e mortalidade evitáveis em escala mundial, conforme destacado pela Substance Abuse and Mental Health Services Administration e pelo Office of the Surgeon General em 2017.[1] Esse fenômeno não apenas acarreta impactos à saúde individual, mas também implica significativos custos sociais e econômicos. No contexto da economia norte-americana, estima-se que esteja associado a uma despesa anual de aproximadamente 740 bilhões de dólares, abrangendo perda de produtividade, despesas em saúde e os custos relacionados à criminalidade.[2]

Um relatório da Organização Mundial da Saúde (OMS) de 2019 estimou que 237 milhões de homens e 46 milhões de mulheres apresentam transtornos relacionados ao uso de álcool (TUA). Em pessoas maiores de 15 anos a prevalência mundial foi de 5,1% de adultos com transtorno por uso de álcool no último ano, sendo tal prevalência maior em países de maior renda.[3] Em 2016, a prevalência para casos de maior gravidade dentro do espectro dos transtornos relacionados ao uso de álcool em pessoas maiores de 15 anos era de 2,6%.

No Brasil, um estudo estimou uma prevalência de 4,2% de TUA e de 1,4% de dependência de álcool em 2016, dados que se assemelham aos encontrados no III Levantamento Nacional sobre o Uso de Drogas na População Brasileira

(Lenad), no qual a prevalência de dependência de álcool nos últimos 12 meses variou de 1,1 a 2,2%.[4]

Já a prevalência estimada de transtornos por uso de drogas (excluindo álcool e nicotina) é de 0,76% da população global com idades entre 15 e 64 anos no último ano, e, das 284 milhões de pessoas que usaram drogas no último ano, 13,6% apresentavam um transtorno relacionado ao uso.[5] No Brasil, a estimativa do III Lenad é de prevalência de 0,8% de dependentes na população geral.

O constructo teórico entendido como transtorno por uso de uma substância – no qual a pessoa utiliza uma substância psicoativa em busca de prazer e/ou para mitigar o desprazer, a despeito dos prejuízos trazidos, com uma crescente prioridade do uso da substância em relação a outras atividades da vida, e com dificuldade de controle sobre seu uso – é o resultado de um processo no qual múltiplos fatores interagem e influenciam. Não é apenas a ação de uma substância específica que explicará o complexo mecanismo de uma adição, mas também fatores socioambientais, como aceitação da droga, pressão social, fatores individuais como biologia individual e genética, personalidade, histórico de violência sofrida e de outros transtornos mentais.[6]

Apesar de inúmeros fatores de risco já terem sido listados como contribuidores desse processo, a fisiopatologia ainda segue com lacunas no conhecimento, e a compreensão abrangente dessas implicações é vital para fundamentar estratégias eficazes e abordagens tanto preventivas como de tratamento voltadas à mitigação desse problema.

A MICROBIOTA

Um campo crescente de estudos na saúde humana é a relação microbiota-intestino-cérebro, e a relação entre a microbiota e a saúde mental. Pesquisas mostram correlação importante entre a microbiota e transtornos depressivos e transtorno do espectro autista. A dependência de substâncias é comumente acompanhada de náuseas, vômitos, obstipação e pode influenciar a homeostase da microbiota intestinal.[7] Tais indícios fomentam a ciência a pesquisar a relação do eixo intestino-cérebro com os transtornos relacionados ao uso de substâncias.

Os estudos que relacionam transtorno por uso de álcool e outras drogas com a microbiota ainda estão no início. São poucos os estudos em humanos com um número significativo de sujeitos, muitos ainda realizados em animais (camundongos), com dificuldade de controlar variáveis experimentais complexas como idade, sexo, dieta, genótipo do hospedeiro, doenças, forma de exposição à substância, tempo de exposição etc. Vale também ressaltar que sua grande maioria impossibilita realizar conclusões causais, como a piora de um quadro como consequência da presença de uma bactéria específica. Esses estudos trazem associações de alterações; portanto, uma leitura cuidadosa é necessária para evitar conclusões precipitadas. Considerando que já está estabelecido que a saúde mental e especificamente a dependência química têm fisiopatologia multicausal (p. ex., questões familiares, ambientais e genéticas, entre outras), cientistas estão tentando descobrir qual o espaço que a microbiota ocupa nas causas e na manutenção da dependência. Em uma breve busca nas bases de dados mais importantes, encontra-se muita discussão a respeito da influência da microbiota no desencadeamento e na manutenção da dependência, mas pouco se fala no oposto: qual seria a influência da dependência química na saúde intestinal? Também é um assunto de importante interesse se for considerado que um microbioma não ajustado pode piorar o prognóstico e desencadear outras doenças psiquiátricas e clínicas.

A microbiota desempenha um papel crucial na manutenção da homeostase intestinal, gerando metabólitos bioativos que contribuem para diversos processos fisiológicos. Esses processos incluem defesa contra patógenos, suporte ao desenvolvimento da arquitetura intestinal, modulação do sistema imunológico, fermentação de fibras alimentares não digeríveis e produção de peptídeos ativos e proteínas reguladoras do metabolismo energético do hospedeiro. Dessa forma, a microbiota intestinal é responsável por produzir ou transformar uma ampla variedade de metabólitos, os quais, ao serem absorvidos pelo sangue, podem atingir o cérebro e o fígado, desencadeando ou influenciando diversas vias celulares.[8]

A microbiota, portanto, além da ação local, também é capaz de interagir com órgãos a distância, como o cérebro. O eixo microbiota-intestino-cérebro estabelece uma comunicação recíproca através de sinalização bioquímica (citocinas, peptídeos intestinais, hormônios e metabólitos derivados da microbiota) e neuronal (nervo vago).[9]

Pesquisas recentes evidenciaram que mudanças no microbioma intestinal podem exercer impactos significativos no cérebro e no comportamento. Ainda que o mecanismo preciso pelo qual a microbiota influencia a função e o comportamento cerebral seja desconhecido, acredita-se que a inflamação intestinal leve à neuroinflamação direta e indiretamente, através dos ácidos graxos de cadeia curta (AGCC) produzidos pelas bactérias, ácidos biliares e metabólitos do triptofano, influenciando expressão gênica (epigenética), ativação imunológica, permeabilidade da barreira hematoencefálica e sinalização sináptica.[10]

As drogas de abuso estão associadas à disbiose, isto é, alterações na composição da microbiota, e, embora as especificidades dessas alterações variem de acordo com a substância e com o estilo de vida,[11] de forma geral há uma redução na diversidade de bactérias comensais e proliferação de proteobactérias. Essa condição é comumente associada ao desenvolvimento de doenças e à redução da absorção de nutrientes.[12] A disbiose causa inflamação, que, além de gerar sintomas gastrintestinais, fadiga, piora do sono e da imunidade, entre outros, afeta o eixo intestino-cérebro, provavelmente causando alteração do humor e retroalimentação da dependência.

Sabe-se que o estilo de vida também tem impactos diretos na saúde da microbiota. É o caso de alimentação, prática de atividade física, uso de medicamentos, estresse e exposição a xenobióticos, bem como a exposição à poluição ambiental.[10]

O estilo de vida é uma questão delicada ao dependente de uma substância. Em relação à alimentação, sabe-se que dependentes de álcool e outras drogas normalmente passam por insegurança alimentar, independentemente do país em que vivem. Não é incomum "pularem" refeições ou gastarem seu dinheiro com drogas, sobrando pouco ou nada para a alimentação.[13] Eles comem inadequadamente, mesmo orientados a evitar a dieta ocidental, repleta de alimentos ultraprocessados, ricos em gorduras saturadas, açúcares e baixos em fibras, o que tem impactos na saúde mental e na microbiota. As pacientes atendidas no Programa da Mulher Dependente Química, do Instituto de Psiquiatria do Hospital das Clínicas da Faculdade de Medicina da Universidade de São Paulo (Promud – IPq-HCFMUSP), têm esse padrão alimentar.[14] Costumam não ter padrões fixos e vivem um caos alimentar que na maioria das vezes é reflexo de suas próprias vidas. Esse caos alimentar é conhecido como comer transtornado (*disordered eating*). O comer transtornado não é classificado como um transtorno alimentar, porém tem sido apontado como uma forma subclínica, que abrange problemas alimentares amplos, entre eles dietas pouco nutritivas e baseadas em alimentos industrializados.

Indivíduos sob efeito de drogas costumam alternar o jejum durante o uso com voracidade alimentar na abstinência. Quando realizam algum tipo de refeição, frequentemente são opções de pior qualidade nutricional, como *fast-foods* com baixa concentração de vitaminas e minerais, e, às vezes, ricos em gorduras e açúcares refinados.[13] Aqueles que vivem com a família têm a alimentação mais protegida, considerando que normalmente a casa tem comida. Porém, aqueles que vivem sozinhos ou estão em situação de rua, seja por falta de dinheiro (gasto com as drogas), seja por falta de disposição para fazer compras e cozinhar, costumam se alimentar com produtos ultraprocessados e baixos em fibras, que são mais baratos, dispensam armazenamento adequado, podem ser consumidos sem necessidade de habilidades culinárias e o mais importante: são muito palatáveis, fornecendo enorme sensação de prazer. Há a hipótese de que a manutenção de dieta adequada durante o uso de álcool pode conferir alguma proteção contra a disbiose e diminuição da permeabilidade intestinal, sendo necessário realizar mais estudos sobre o tema.[8]

Como se não bastasse a fragilidade alimentar, dependentes de drogas costumam praticar pouca atividade física, condição essencial para uma microbiota saudável. Entretanto, não são apenas os hábitos de vida que alteram a microbiota de dependentes. As substâncias consumidas também terão ação na microbiota, alterando-a. A seguir, será detalhado o que há na literatura científica em relação à microbiota e às principais drogas de abuso.

ÁLCOOL

O álcool exerce impacto direto na microbiota intestinal, relacionando-se à piora da inflamação, conforme evidenciado por estudos em animais e seres humanos. Essas pesquisas indicam que o álcool altera a composição da microbiota e ocasiona erosões no epitélio intestinal, resultando em aumento da permeabilidade, conhecida como *leaky gut*. Tais mudanças propiciam a chegada de componentes bacterianos à circulação portal e sistêmica. Esse fenômeno desencadeia a liberação de citocinas pró-inflamatórias, potencialmente contribuindo para inflamação e dano hepático, além de afetar o sistema nervoso central, favorecendo a neuroinflamação associada às alterações de humor e cognição.[8] Os mecanismos precisos subjacentes a essas alterações ainda não são completamente compreendidos e devem estar relacionados a fatores ambientais, genéticos, alterações metabólicas, aumento do pH gástrico, diminuição da motilidade do trato gastrintestinal, alteração da resposta imunológica e mudança no metabolismo de ácidos biliares.[7]

Estudos revelam que a microbiota de indivíduos alcoolistas, comparada à de pessoas saudáveis, apresenta aumento de proteobactérias, depleção de Bacteroides e, pelo aumento da permeabilidade da barreira intestinal, há elevação de lipopolissacarídeos (LPS), peptidoglicanos, ácidos lipoteicoicos e ácidos nucleicos de flagelina, que desencadeiam a liberação de citocinas pró-inflamatórias pelas células imunitárias. Essas características persistem mesmo após meses de abstinência.[7,15]

Há também evidências preliminares advindas de um estudo observacional com humanos de que a redução na taxa de Ruminococcaceae está associada a maior fissura por álcool. O transplante de microbiota fecal enriquecido com

Lachnospiraceae e Ruminococcaceae em pacientes com transtorno pelo uso de álcool e cirrose (cepas deficientes nessa população) apresentou melhora a curto prazo da fissura e do controle inibitório.[16] Outro estudo mostrou que o maior desejo pelo álcool estava associado à redução de butirato e inositol e a um aumento da síntese de acetato, glutamato e triptofano, produzidos pela microbiota. Tal estudo está em consonância com estudo pré-clínico no qual o butirato foi capaz de reduzir a ingestão de etanol por camundongos.[17] Apesar de promissores, esses estudos enfrentam diversas dificuldades, o que impede a formulação de conclusões causais, limitando-se a apresentar associações. Além disso, há variáveis confundidoras, como o uso concomitante de outras substâncias, a idade dos participantes, doenças associadas, entre outras. É importante notar também que nem todas as bebidas alcoólicas afetam a microbiota da mesma maneira. Enquanto bebidas destiladas contêm, em média, 40% de álcool, o vinho e a cerveja, com 11 a 14% e 4 a 8%, respectivamente, embora tenham menor contagem bacteriana, são ricos em nutrientes como fibras e compostos bioativos (polifenóis e flavonoides), que atuam como um contraponto ao dano provocado pelo álcool, melhorando assim a saúde do microbioma.

Também há pesquisas que destacam a relevância da microbiota na doença hepática alcoólica. Estudos pré-clínicos e ensaios clínicos sugerem que a intervenção na microbiota intestinal por meio da suplementação de *Akkermansia*, *Lactobacillus* e *Bifidobacterium* pode ser um alvo eficaz para prevenir e tratar a doença hepática alcoólica, com melhoria nos níveis de enzimas hepáticas (gamaglutamil transferase, alanina aminotransferase, aspartato aminotransferase). No entanto, são necessários estudos mais amplos para validar essa constatação.[11]

Outrossim, estudos pré-clínicos sugerem que a microbiota tem um papel importante na mediação tanto da lesão hepática quanto dos sintomas ansiosos e de abstinência em camundongos. No primeiro estudo, a microbiota de pacientes etilistas com e sem hepatite alcoólica grave foi transplantada para camundongos livres de germes. Tais animais foram submetidos ao consumo de álcool. O grupo que recebeu a microbiota de pacientes com hepatite alcoólica grave apresentou maior permeabilidade intestinal, translocação bacteriana e inflamação hepática mais grave quando comparado com o grupo de camundongos que receberam microbiota de etilistas sem hepatite alcoólica grave. Esses dados indicam que existem alterações importantes na microbiota intestinal de pacientes com hepatite alcoólica, podendo mudar a história natural da lesão hepática.[18]

94 Microbiota e o eixo intestino-cérebro

Já o segundo estudo pré-clínico indica que a microbiota desempenha um papel significativo na modulação dos sintomas ansiosos e de abstinência em camundongos. Transplantes de microbiota de camundongos alimentados com álcool para camundongos saudáveis não apenas alteraram a composição da microbiota, mas também provocaram sinais comportamentais de ansiedade induzida pela abstinência de álcool.[19] Assim como esse estudo, existem vários outros que destacam a relação da microbiota com os transtornos relacionados ao uso de substâncias. Entretanto, apesar de esses achados fornecerem orientações para pesquisas futuras no campo das dependências, é fundamental validar tais observações por meio de ensaios clínicos.

OPIOIDES

A literatura que aborda a relação entre o consumo de opioides e a microbiota é mais escassa em comparação aos estudos sobre álcool. Clinicamente, é notável a capacidade de os opioides interferirem na função gastrintestinal, causando constipação. Estudos pré-clínicos demonstram uma alteração significativa na composição do microbioma de animais expostos a opioides, embora os resultados se apresentem inconsistentes. A limitação desses estudos reside em amostras reduzidas, métodos diversos de administração da droga e variações na duração da exposição, fatores que podem explicar as disparidades observadas. Em seres humanos, a complexidade é ampliada pelo fato de os usuários de opioides frequentemente consumirem outras substâncias, como tabaco e álcool, o que dificulta a análise. Assim, há necessidade premente de evidências mais robustas para estabelecer uma ligação sólida entre microbiota e opioides.[11]

A analgesia proporcionada pelos opioides, sua tolerância e sua relação com a microbiota também têm sido alvo de investigação. Embora ainda em estágio inicial, estudos sugerem uma possível modulação da tolerância à analgesia da morfina pela microbiota, indicando a potencial redução da tolerância em camundongos cronicamente expostos após tratamento com antibióticos. Novamente, embora caminhos promissores sejam delineados por estudos em animais, a extrapolação desses resultados para aplicação clínica em humanos ainda carece de embasamento, exigindo investigações adicionais.[20]

PSICOESTIMULANTES E OUTRAS DROGAS DE ABUSO

Com ainda menos estudos, a grande maioria realizada em animais, seus dados ainda precisam de comprovação, mas indicam que o uso crônico de cocaína está relacionado com sintomas gastrintestinais e até mesmo com a redução do fluxo sanguíneo gastrintestinal, resultando no desequilíbrio da microbiota intestinal. A exposição à cocaína levou a um ambiente intestinal pró-inflamatório.[7]

Apesar de o mecanismo ainda não estar claro, o uso de metanfetamina altera a função da barreira intestinal e a permeabilidade.[21] Resultados preliminares também demonstraram uma estreita correlação entre o uso de *cannabis* e a alteração do microbioma intestinal.[22]

No caso de outras drogas que não o álcool (p. ex., anfetaminas, heroína etc.), sabe-se que, na abstinência, ocorre diarreia que "varre" o lúmen e destrói o microbioma. Nesses casos, mesmo com suplemento de probióticos, as bactérias infelizmente não conseguem aderir à parede do intestino. Essa baixa adesão pode reduzir o número de comunidades benéficas no epitélio e no lúmen[12] e diminuir a produção endógena de vitaminas, como B12, B7 e K.[14] As hipovitaminoses são piores nos casos de indivíduos que fizeram cirurgia bariátrica, infelizmente um grupo cada vez mais importante entre os indivíduos dependentes.[14]

TRATAMENTOS POTENCIAIS PARA TRANSTORNOS POR USO DE SUBSTÂNCIAS ENVOLVENDO A MICROBIOTA INTESTINAL

O tratamento das dependências enfrenta desafios significativos, destacando-se a complexidade inerente aos distúrbios relacionados ao uso de substâncias. As abordagens terapêuticas convencionais frequentemente se deparam com limitações como eficácia e variabilidade de resposta. A busca por novas propostas e modalidades de tratamento, respaldada por evidências robustas, é imperativa.

No âmbito terapêutico, a microbiota intestinal emerge como uma possível via de intervenção. Entretanto, é fundamental ressaltar que, atualmente, a carência de evidências substanciais, notadamente provenientes de ensaios clínicos, limita a capacidade de tirar conclusões sólidas ou estabelecer protocolos de tratamento definitivos. Embora apresente promissoras perspectivas, são necessários estudos adicionais que explorem a eficácia de intervenções como uso de probióticos, prebióticos, antibióticos e transplante de microbiota fecal para fortalecer a base de conhecimento nesse campo.

CONSIDERAÇÕES FINAIS

O desconhecimento sobre os mecanismos envolvidos tanto no desenvolvimento quanto no tratamento e prevenção dos transtornos por uso de substâncias (TUS) torna fundamental o aprofundamento das pesquisas fisiopatológicas nessa área. Nesse contexto, o estudo da relação microbiota-intestino-cérebro é um campo que tem apresentado importantes achados para entendimento da influência da ação da microbiota na função cerebral e no comportamento.

Apesar de essa relação ser bem estabelecida para algumas patologias, como em alguns quadros demenciais, não se pode dizer o mesmo para os TUS. Porém, descobertas decorrentes dos estudos sobre a ação do uso de substâncias evidenciam que tal consumo altera a microbiota. Como o abuso de substâncias é um transtorno multicausal, o aprofundamento das pesquisas poderá contribuir para melhor entendimento da adição e, consequentemente, para a eficácia de intervenções para pessoas com TUS. No entanto, os estudos ainda carecem de evidências consistentes que permitam o estabelecimento de relações causais e de protocolos de intervenção terapêutica seguros. Estudos futuros poderão esclarecer a natureza dessa relação.

REFERÊNCIAS

1. Substance Abuse and Mental Health Services Administration (US), Office of the Surgeon General (US). Facing addiction in America: the Surgeon General's Report on Alcohol, Drugs, and Health. Washington (DC): US Department of Health and Human Services; 2017.
2. National Institute on Drug Abuse. Advancing Addiction Science. Costs of substance abuse [Internet]. Disponível em: https://archives.nida.nih.gov/research-topics/trends-statistics/costs-substance-abuse. Acesso em: 19 jun. 2024.
3. World Health Organization. Global Status Report on Alcohol and Health 2018. Geneva: World Health Organization; 2019. 469p.
4. Arca. Repositório Institucional da Fiocruz. III Levantamento Nacional sobre o uso de drogas pela população brasileira [Internet]. Disponível em: https://www.arca.fiocruz.br/handle/icict/34614. Acesso em: 19 jun. 2024.
5. United Nations. Office on Drugs and Crime. World Drug Report 2022. Washington: United Nations; 2022. 481p.
6. Sadock BJ, Sadock VA, Ruiz P. Compêndio de psiquiatria: ciência do comportamento e psiquiatria clínica. 11.ed. Porto Alegre: Artmed; 2016. 1490p.
7. Qin C, Hu J, Wan Y, Cai M, Wang Z, Peng Z, et al. Narrative review on potential role of gut microbiota in certain substance addiction. Prog Neuropsychopharmacol Biol Psychiatry. 2021;106:110093.

8. Stärkel P, Leclercq S, de Timary P, Schnabl B. Intestinal dysbiosis and permeability: the yin and yang in alcohol dependence and alcoholic liver disease. Clin Sci. 2018;132(2):199-212.

9. García-Cabrerizo R, Carbia C, O'Riordan KJ, Schellekens H, Cryan JF. Microbiota-gut-brain axis as a regulator of reward processes. J Neurochem. 2021;157(5):1495-524.

10. Meckel KR, Kiraly DD. A potential role for the gut microbiome in substance use disorders. Psychopharmacology. 2019;236(5):1513-30.

11. Fu X, Chen T, Cai J, Liu B, Zeng Y, Zhang X. The microbiome-gut-brain axis, a potential therapeutic target for substance-related disorders. Front Microbiol [Internet]. 2021;12. Disponível em: https://www.frontiersin.org/articles/10.3389/fmicb.2021.738401. Acesso em: 19 jun. 2024,

12. Yang J, Xiong P, Bai L, Zhang Z, Zhou Y, Chen C, et al. The association of altered gut microbiota and intestinal mucosal barrier integrity in mice with heroin dependence. Front Nutr. 2021;8:765414.

13. Basile G. The drug abuse scourge and food insecurity: outlining effective responses for an underestimated problem. Clin Ter. 2022;173(4):299-300.

14. Hochgraf P, Brasiliano S. Álcool e drogas: uma questão feminina. São Paulo: RED; 2023.

15. Redondo-Useros N, Nova E, González-Zancada N, Díaz LE, Gómez-Martínez S, Marcos A. Microbiota and lifestyle: a special focus on diet. Nutrients [Internet]. 2020;12(6). Disponível em: http://dx.doi.org/10.3390/nu12061776. Acesso em: 19 jun. 2024.

16. Bajaj JS, Gavis EA, Fagan A, Wade JB, Thacker LR, Fuchs M, et al. A randomized clinical trial of fecal microbiota transplant for alcohol use disorder. Hepatology. 2021;73(5):1688-700.

17. Carbia C, Bastiaanssen TFS, Iannone LF, García-Cabrerizo R, Boscaini S, Berding K, et al. The microbiome-gut-brain axis regulates social cognition & craving in young binge drinkers. EBioMedicine. 2023;89:104442.

18. Llopis M, Cassard AM, Wrzosek L, Boschat L, Bruneau A, Ferrere G, et al. Intestinal microbiota contributes to individual susceptibility to alcoholic liver disease. Gut. 2016;65(5):830-9.

19. Xiao HW, Ge C, Feng GX, Li Y, Luo D, Dong JL, et al. Gut microbiota modulates alcohol withdrawal-induced anxiety in mice. Toxicol Lett. 2018;287:23-30.

20. Ren M, Lotfipour S. The role of the gut microbiome in opioid use. Behav Pharmacol. 2020;31(2&3):113-21.

21. Li Y, Kong D, Bi K, Luo H. Related effects of methamphetamine on the intestinal barrier via cytokines, and potential mechanisms by which methamphetamine may occur on the brain-gut axis. Front Med. 2022;9:783121.

22. Russell JT, Zhou Y, Weinstock GM, Bubier JA. The gut microbiome and substance use disorder. Front Neurosci. 2021;15.

10

Microbiota, fibromialgia e dor

Amelie Gabrielle Vieira Falconi
Francisco Morato Dias Abreu
Éric Guimarães Machado

INTRODUÇÃO

A dor é a principal razão pela qual as pessoas procuram atendimento médico, com 3 dos 10 principais motivos sendo osteoartrite, lombalgia e cefaleias. A dor crônica é uma doença crônica que afeta mais de 30% da população mundial.[1]

A relação entre microbiota intestinal e dores crônicas tem-se mostrado cada vez mais próxima, extrapolando a relação que antes era destinada somente à dor visceral. As evidências sugerem que a microbiota intestinal também pode desempenhar um papel decisivo em outros tipos de dores, incluindo dores inflamatórias, cefaleias, dores neuropáticas e tolerância aos opioides.[2]

DOR

A dor é definida pela International Association for the Study of Pain (IASP) como "uma experiência sensitiva e emocional desagradável associada, ou semelhante àquela associada, a uma lesão tecidual real ou potencial". A dor é uma experiência subjetiva, que envolve não apenas nocicepção, mas também componentes emocionais, cognitivos e sociais.[1,2]

A dor aguda é uma dor dinâmica em resposta a um trauma tecidual e ao processo inflamatório. Essa dor está ligada à regeneração tecidual, que desempenha um papel na cura. A dor aguda também exerce uma função protetora e está ligada a nossa sobrevivência. Na dor aguda predominam os mecanismos periféricos, embora a sensibilização central, a ativação do sistema imunológico e a modulação epigenética também possam contribuir.[1]

A literatura varia em relação à transição da dor aguda para crônica. Geralmente é considerada crônica a dor que persiste além do período de cura esperado. Pelos critérios da Classificação Internacional de Doenças (CID--11), esse período é definido quando a dor perdura por um período superior a três meses.[1]

Já a dor crônica, ao contrário da aguda, não tem uma função protetora, sendo considerada uma doença que necessita de tratamento específico e causa uma série de repercussões, inclusive psicológicas. A dor crônica está associada a alterações únicas e, às vezes, específicas da doença, no nível do sistema nervoso periférico e central.[1]

Contudo, contrariamente à maioria das dores agudas, a dor crônica está vinculada a condições fisiopatológicas prejudiciais e modificações anatômicas, abrangendo sensibilização periférica e central, o surgimento de novas conexões neurais e alterações cerebrais específicas relacionadas a doenças. Algumas dessas mudanças podem ser desencadeadas e perpetuadas não apenas pela nocicepção, mas também por fatores psicossociais. Os efeitos diversos que a dor crônica exerce nos processos biológicos incluem supressão da imunidade mediada por células e humoral, modificações na expressão genética, transformação de nervos que normalmente conduzem sinais de não dor em nervos que expressam a substância P e estimulam neurônios espinhais nociceptivos (um fenômeno de mudança fenotípica) e reduções na massa cerebral cinzenta.[1]

Além da categorização temporal, a dor também pode ser classificada, de acordo com seu tipo, em nociceptiva, neuropática ou nociplástica. A dor mista, que se manifesta de forma significativa, envolve a presença simultânea de mais de um tipo de dor em um mesmo paciente. Os diversos tipos de dores serão abordados nos próximos segmentos, juntamente com sua interação com a microbiota.[1]

INFLAMAÇÃO E DOR CRÔNICA

A inflamação é uma resposta protetora do nosso organismo, que envolve células imunológicas, vasos sanguíneos e mediadores inflamatórios. A função da inflamação é eliminar a causa da lesão celular e iniciar o reparo tecidual. A dor aguda é uma das características fundamentais que acompanham o processo da inflamação.[3]

A maioria dos mediadores inflamatórios conhecidos liga-se aos nociceptores, que são os receptores encontrados nos neurônios sensoriais primários na periferia do sistema nervoso. A dor é iniciada pela ativação de nociceptores responsáveis por enviar sinais que causam a percepção de dor pelos axônios desses neurônios sensoriais. Eles são responsáveis pela inervação de pele, músculos e articulações. Os nociceptores convertem estímulos nocivos (p. ex., estímulos inflamatórios, calor ou frio nocivos e lesões mecânicas) em impulsos nervosos e, em seguida, transmitem a sinalização nociceptiva ao corno dorsal da medula espinhal.[2,3]

Em contraste com a inflamação aguda, a inflamação crônica é muitas vezes prejudicial, estando envolvida na gênese e manutenção de uma série de doenças, como periodontite, aterosclerose, artrite reumatoide e até mesmo câncer. Não está claro se a inflamação crônica também é tão crítica para causar dor crônica, assim como a inflamação aguda é para dor aguda.[3]

Nas últimas décadas, a pesquisa sobre dor tem estabelecido que a plasticidade neuronal desempenha um papel fundamental no desenvolvimento e na manutenção das dores crônicas. A sensibilização periférica refere-se ao processo pelo qual os nociceptores, receptores sensoriais especializados em detectar estímulos nocivos, tornam-se mais responsivos após estímulos dolorosos repetidos ou prolongados. Isso resulta em uma diminuição do limiar de ativação dos nociceptores, levando à percepção de dor aumentada em resposta a estímulos que normalmente não seriam dolorosos. Esse fenômeno é essencial na transição de um estado de dor aguda para a dor crônica e é fundamental para a compreensão da fisiopatologia das condições dolorosas. Por outro lado, a sensibilização central envolve a adaptação dos circuitos neurais que processam a dor na medula espinhal e no cérebro. Essa forma de plasticidade neural resulta em respostas aumentadas aos estímulos dolorosos, mesmo na ausência de estímulos periféricos contínuos.[3]

A sensibilização central desempenha um papel importante na regulação da cronicidade da dor, na propagação da sensação de dor para além do local da lesão e na influência sobre os aspectos emocionais e afetivos associados à dor. Além disso, a sensibilização central está relacionada à formação de memórias da dor e à amplificação do processamento neural da dor, contribuindo assim para a perpetuação de estados dolorosos crônicos.[3]

A neuroinflamação é uma resposta inflamatória localizada que ocorre no sistema nervoso periférico e no sistema nervoso central (SNC) como resultado de trauma, neurodegeneração, infecções bacterianas e virais, processos autoimunes e exposição a toxinas. Os marcadores da neuroinflamação incluem ativação e infiltração de leucócitos, ativação das células gliais e aumento na produção de mediadores inflamatórios. Além disso, a neuroinflamação está associada a alterações nas células vasculares que facilitam a infiltração de leucócitos no tecido nervoso.[3]

Em comparação à inflamação periférica, a neuroinflamação é mais persistente em condições de dor crônica, desempenhando, portanto, um papel significativo na manutenção dessa dor. Por exemplo, a fibromialgia, uma síndrome de dor crônica generalizada, está relacionada a neuropatia de pequenas fibras e neuroinflamação, embora sua correlação com a inflamação sistêmica ainda não esteja claramente definida. Assim, a compreensão da neuroinflamação desempenha um papel crucial no desenvolvimento de estratégias eficazes para o manejo da dor crônica e outras condições neuroinflamatórias.[3]

As interações entre inflamação e dor são bidirecionais. Os neurônios sensoriais não apenas respondem a sinais imunológicos, mas também modulam diretamente a inflamação. Por exemplo, os nociceptores expressam receptores, respondem a citocinas e quimiocinas e também produzem esses mediadores inflamatórios. Em um processo chamado inflamação neurogênica, a estimulação nociva faz com que os nociceptores liberem neuropeptídeos como a substância P e o peptídeo relacionado ao gene da calcitonina (CGRP), levando ao extravasamento de fluidos e células do sangue.[3]

Além dos neurônios, numerosos tipos de células não neuronais influenciam a fisiopatologia da dor, incluindo imunológicas, gliais, epiteliais, mesenquimais, cancerígenas e bacterianas, células não neuronais que interagem com nociceptores em compartimentos anatômicos distintos no sistema nervoso central e periférico em condições normais e patológicas. Apesar da diversidade dessas células, as maneiras pelas quais elas modulam a dor são surpreendentemente consistentes. Em resposta a uma lesão ou insulto, as células não neuronais liberam substâncias neuromoduladoras em proximidade com nociceptores, que podem intensificar ou aliviar a dor.[3]

Consistentemente, silenciar os nociceptores reduz a inflamação e a redução da inflamação reduz a ativação dos nociceptores, transformando o controle da neuroinflamação em uma estratégia terapêutica no controle da dor.[3]

MICROBIOTA E DOR CRÔNICA

A homeostase entre a microbiota intestinal e o hospedeiro é essencial para a manutenção da saúde, incluindo regulação energética, integridade da barreira intestinal, proteção contra patógenos, desenvolvimento cerebral e função do sistema imunológico.[2]

No entanto, a homeostase entre a microbiota intestinal e o hospedeiro também levará a uma variedade de doenças metabólicas, cardiovasculares e neurológicas. Nos últimos anos, foi revelado que a microbiota intestinal participa na regulação de muitas doenças neurológicas, incluindo as doenças de Alzheimer e de Parkinson, lesão cerebral traumática, depressão e dor crônica. A hipótese de uma interação entre microbiota e sistema nervoso depende de uma série de evidências *in vitro* e *in vivo* que demonstrou a influência da microbiota na interação entre intestino e sistema nervoso.[2,4]

O eixo intestino-cérebro refere-se à comunicação bidirecional entre o intestino e o cérebro, que é tradicionalmente considerada uma integração entre sinais imunológicos, neurais e hormonais. No entanto, a microbiota intestinal é agora considerada um fator gastrintestinal chave que modifica o eixo intestino-cérebro. Assim, um novo conceito de "eixo microbiota-intestino-cérebro" é estabelecido. A alteração da microbiota intestinal ou a exposição inesperada a bactérias específicas no intestino podem regular os sistemas nervosos periférico e central, levando à alteração da função cerebral e ilustrando essa existência do eixo microbiota-intestino-cérebro.[2,5]

Nos últimos anos, a desregulação da comunicação bidirecional do eixo microbiota-intestino-cérebro mostrou estar envolvida na patogênese de muitas outras condições patológicas, como doenças metabólicas (p. ex., obesidade e diabetes), hepáticas e neurológicas (p. ex., doenças de Alzheimer e de Parkinson, autismo, depressão e dor). Trabalhos também já indicaram que a microbiota intestinal realmente desempenha um papel predominante no aparecimento de dor visceral e proporciona o interesse na pesquisa em dor patológica ligada à disbiose intestinal.[2]

DOR NOCICEPTIVA

A dor nociceptiva é a forma mais comum de dor crônica e resulta da lesão tecidual de um tecido não neural. Distúrbios gastrintestinais funcionais, como síndrome do intestino irritável (SII), são as doenças mais frequentes associadas à dor visceral, que é um dos subtipos de dor nociceptiva. Dor visceral refere-se à dor de órgãos internos, como dor abdominal causada por SII, doença inflamatória intestinal, dispepsia funcional, síndrome de dor abdominal funcional, cólica infantil e cistite intersticial, entre outras.[1,2,4]

Nesse contexto, alterações do eixo intestino-cérebro podem contribuir para a desregulação autonômica do intestino e dor. Nos últimos anos, evidências crescentes de estudos pré-clínicos em animais e ensaios clínicos em humanos apoiaram um papel decisivo da microbiota intestinal na regulação da dor associada a distúrbios gastrintestinais.[2,4] Essa evidência foi reforçada por estudos *in vivo* focados na avaliação dos efeitos de antibióticos ou probióticos na regulação da dor visceral. Ao realizar tratamento com antibióticos e probióticos, descobriu-se que o intestino desempenha um papel fundamental na hipersensibilidade visceral em pré-modelos clínicos animais.[2,4]

Embora seja difícil integrar os dados sobre intervenções probióticas pelas diferenças no desenho do estudo, na dose de probiótico e na cepa utilizada, uma revisão sistemática demonstrou que probióticos específicos eram benéficos em certos distúrbios gastrintestinais, incluindo carga geral de sintomas, dor abdominal, inchaço/distensão e frequência de evacuação. As estratégias de intervenção dietética demonstraram ser eficazes na SII, possivelmente por intermédio da modulação da microbiota intestinal, como uma dieta de baixos teores de gordura e FODMAP (alimentos ricos em oligossacarídeos, dissacarídeos, monossacarídeos e polióis fermentáveis). Assim, as evidências tanto pré-clínicas como clínicas apoiam fortemente o envolvimento decisivo da microbiota intestinal na dor visceral associada a distúrbios gastrintestinais.[2]

A microbiota intestinal está associada a muitas doenças inflamatórias. A dor inflamatória decorrente da osteoartrite (OA) também é uma dor nociceptiva, que tem demonstrado, nos últimos anos, estar intimamente relacionada com mecanismos de sensibilização central. Essa sensibilização na medula espinhal e no cérebro mostra, em estudos experimentais, que os pacientes com OA são mais sensíveis a estímulos nocivos em locais do corpo longe das articulações afetadas em comparação com pacientes sem dor de OA, sendo um possível mecanismo relacionado à sensibilização central e à inflamação generalizada.[6]

O fato de o estilo de vida influenciar muito na prevalência da OA já é de conhecimento geral e respaldado pela literatura científica. Dietas pouco saudáveis, com baixo teor de fibras, alto teor de gordura e açúcar, juntamente com o sedentarismo, tornam a OA mais prevalente hoje. Vários estudos associam dietas nutricionalmente pobres à ocorrência de inflamação de baixo grau na mucosa intestinal. Sabe-se também que os mesmos fatores de risco contribuem para alterar a microbiota intestinal em direção a configurações potencialmente disbióticas associadas à doença.[6]

Existem estudos que explicam a existência de inflamação intestinal de baixo grau na OA e sugerem um papel potencial para a microbiota na dor relacionada à OA. A elevação dos níveis sistêmicos de lipopolissacarídeo pode explicar uma possível correlação entre o microbioma intestinal e a OA. Além disso, o estresse e a dor podem ser diretamente responsáveis pela modulação da microbiota, por meio da liberação de hormônios e neurotransmissores simpáticos que alteram a fisiologia intestinal, a expressão e a sinalização gênica microbiana, contribuindo assim para o aumento da permeabilidade intestinal.[6]

Um estudo de revisão da literatura investigou a conexão entre o microbioma intestinal e a dor em pacientes com OA. Foram encontrados apenas três estudos de alta qualidade sobre o tema, revelando uma correlação fraca entre certas bactérias ou produtos microbianos, como o lipopolissacarídeo, e a severidade da dor na OA. A falta de dados robustos e as diferenças nas metodologias de pesquisa dificultam conclusões definitivas. No entanto, os estudos apontam para um microbioma desbalanceado e pró-inflamatório em pacientes com OA, o que pode influenciar a intensidade da dor e contribuir para a inflamação local e sistêmica. São necessárias mais pesquisas, com um número maior de pacientes e uso de técnicas genéticas mais avançadas, para confirmar esses resultados promissores e entender melhor os mecanismos envolvidos. A manipulação do microbioma intestinal pode eventualmente ser uma estratégia valiosa para controlar a dor em pessoas com OA.[6]

A endometriose, uma condição que resulta em dores crônicas nas mulheres, está estreitamente associada a distúrbios imunológicos por suas semelhanças com doenças autoimunes, manifestando-se por redução da apoptose, elevação de citocinas e ativação de vias celulares anômalas. A resposta inflamatória emerge como o cerne do desenvolvimento da condição, desencadeando dor, remodelação tecidual, fibrose, formação de aderências e, por vezes, infertilidade. Estudos indicam que o microambiente inflamatório está intrinsecamente ligado à manifestação da endometriose. Diversas alterações nos fatores inflamatórios, citocinas e quimiocinas foram observadas no foco e no líquido peritoneal de pacientes com endometriose, englobando componentes pró-inflamatórios e anti-inflamatórios. Notavelmente, os níveis dos fatores pró-inflamatórios IL-1b, IL-18 e TGF-b demonstram elevação significativa no líquido peritoneal dessas pacientes.[7]

Paralelamente, a interação entre o sistema imunológico e a microbiota intestinal desempenha um papel crucial na manutenção da homeostase imunológica. A endometriose, uma condição dependente de estrogênio, é caracterizada pela presença de glândulas endometriais e células estromais fora do útero. Estudos indicam que o estrogênio pode estimular diversas doenças proliferativas, entre elas a endometriose.[7]

A microbiota intestinal, ao secretar enzimas como betaglucuronidase e betaglucosidase, contribui para a degradação do estrogênio, elevando a reabsorção do estrogênio livre e favorecendo níveis mais altos na circulação. Pesquisas identificaram gêneros bacterianos, como *Bacteroides*, *Bifidobacterium*, *Escherichia coli* e *Lactobacillus*, como produtores dessas enzimas, associando a microbiota intestinal ao aumento dos níveis de estrogênio circulante e, consequentemente, à progressão da endometriose.[7]

A endometriose é tratada por meio de cirurgia conservadora ou radical, além de tratamento multidisciplinar. Assim, abordar a microbiota intestinal por meio de alternativas como antibióticos, transplante de bactérias fecais, probióticos ou suplementos pode oferecer novas perspectivas para o tratamento clínico da endometriose no futuro.[7]

DOR NEUROPÁTICA

A dor neuropática é definida pela IASP como a dor decorrente de dano ou doença que afete o sistema nervoso somatossensorial, que pode envolver níveis periféricos e centrais. Pesquisas epidemiológicas mostraram que a prevalência de dor crônica com características neuropáticas é de aproximadamente 7 a 10% na população mundial. Os mecanismos subjacentes à dor neuropática não são totalmente compreendidos, o que provoca a ausência de tratamentos eficazes para aliviar substancialmente a dor.[1,5,8]

Evidências emergentes demonstraram que a microbiota intestinal também pode desempenhar um papel crucial na dor neuropática. Assim, o estabelecimento de conexão entre microbiota intestinal e dor neuropática pode oferecer um potencial significativo para os pesquisadores superarem esse tipo de dor refratária. Até o momento, evidências acumuladas revelaram que a ocorrência e o desenvolvimento da dor neuropática estão implicados em alterações periféricas, sensibilização central, atividade ectópica aberrante, ativação patológica da micróglia e modulação inibitória prejudicada.[5]

A percepção da dor neuropática, um fenômeno complexo que envolve uma variedade de neurotransmissores, é modulada por fatores imunológicos, neuronais e endócrinos, muitos dos quais são influenciados pela microbiota intestinal. Neurotransmissores cruciais nesse contexto incluem o glutamato e o ácido gama-aminobutírico (Gaba), responsáveis por funções excitatórias e inibitórias, respectivamente. Estudos indicam que a microbiota pode ter impactos na conversão de glutamato em Gaba, afetando assim a regulação da dor no intestino. Além disso, a serotonina (5-HT), outro neurotransmissor vital, desempenha um papel significativo na modulação da resposta nociceptiva, sendo produzida em grande parte por células enteroendócrinas influenciadas pela microbiota.[8]

Canais de potencial receptor transitório (TRP) nos nociceptores são sensíveis a produtos bacterianos, como o lipopolissacarídeo, afetando a sensibilidade à dor. O lipopolissacarídeo, um subproduto tóxico da lise bacteriana, desencadeia despolarização e disparo de neurônios nociceptivos, contribuindo para a ativação de TRPA1, um canal associado à dor neuropática. Além disso, a microbiota influencia o metabolismo dos ácidos biliares, cuja ligação ao receptor de ácido biliar acoplado à proteína G (TGR5) pode resultar em efeitos divergentes nos neurônios do gânglio da raiz dorsal, contribuindo tanto para a hiperexcitabilidade quanto para a analgesia.[8]

As células gliais, incluindo a micróglia no SNC, astrócitos no SNC e entéricos, também desempenham papéis fundamentais na dor neuropática e são influenciadas pela microbiota. A ativação contínua da micróglia no SNC é observada em modelos de lesão medular e quimioterapia, contribuindo para a alodinia mecânica. A microbiota intestinal pode modular a ativação da micróglia, destacando a conexão entre o microbioma e as vias imunológicas envolvidas na dor neuropática.[8]

No âmbito endócrino, hormônios intestinais liberados por células enteroendócrinas, como GLP-1, NPY e PYY, desempenham papéis relevantes na modulação da dor neuropática. A microbiota intestinal influencia diretamente a liberação desses hormônios, proporcionando uma ligação crucial entre o microbioma e a regulação hormonal associada à dor.[8]

A hiperalgesia é a resposta aumentada à dor a partir de um estímulo doloroso, um fenômeno que acompanha os pacientes com dores neuropáticas. Shen et al. investigaram o papel da microbiota intestinal na neuropatia periférica induzida por quimioterapia e confirmaram que a hiperalgesia mecânica induzida por oxaliplatina estava diminuída em camundongos livres de germes e camundongos pré-tratados com antibióticos. Consequentemente, a proteção seria anulada após a colonização da microbiota em camundongos livres de germes.[5,8]

O estabelecimento de conexão entre a microbiota intestinal e a dor neuropática oferece um potencial significativo para os pesquisadores investigarem novas alternativas para esse tipo de dor refratária.[8]

DOR NOCIPLÁSTICA

A dor nociplástica surge das alterações dos processamentos dos sinais de dor, sem evidências de danos teciduais. Anteriormente essas síndromes dolorosas eram conhecidas como funcionais. Fibromialgia e alguns casos de dores pélvicas, síndrome dolorosa complexa regional e coccidinia são exemplos de dores nociplásticas.[1]

As causas subjacentes à heterogeneidade dos sintomas da fibromialgia carecem de definição precisa. Dentre os potenciais mecanismos patogênicos, destacam-se alterações na microbiota intestinal e no eixo intestino-cérebro. A presença de síndrome do intestino irritável e de modificações no equilíbrio da microbiota intestinal foi documentada. Estudos experimentais evidenciam semelhanças na disbiose intestinal entre pacientes com fibromialgia e SII, indicando uma possível origem comum para ambas, como manifestações distintas de uma mesma entidade patológica. Tais alterações, situadas em um contexto de sofrimento central, podem modular as manifestações clínicas, deslocando o equilíbrio para sensibilização à dor ou sintomas intestinais.[9]

As atuais abordagens terapêuticas para dor crônica, notadamente a intervenção probiótica, são objeto de extensa investigação. Observa-se que determinadas cepas, como *Lactobacillus*, *Enterococcus* e *Bifidobacterium bifidum*, melhoram a gravidade dos sintomas na SII. Adicionalmente, produtores de butirato, como *Faecalibacterium* sp., demonstram efeitos anti-inflamatórios no trato gastrintestinal, sugerindo potenciais benefícios na dor visceral que acompanha esses pacientes.[9]

No contexto específico da fibromialgia, estudos avaliam o papel dos probióticos, como *Lactobacillus casei* e *Bifidobacterium infantis*, na melhoria da cognição. No entanto, resultados quanto a dor autorreferida, qualidade de vida, depressão e ansiedade são inconclusivos. A eficácia de probióticos na doença de Alzheimer, indicando melhorias cognitivas, contrasta com resultados variados na fibromialgia. Considerando a associação amplamente identificada entre fibromialgia e crescimento bacteriano no intestino delgado, propõe-se o uso de antibióticos como terapia, embora sua eficácia careça de investigação em ensaios clínicos.[9]

CONSIDERAÇÕES FINAIS

As numerosas moléculas de sinalização derivadas da microbiota intestinal servem como moduladores para a indução de sensibilização periférica, regulando direta ou indiretamente a excitabilidade dos neurônios nociceptivos primários. Já no SNC, esses mediadores podem regular a neuroinflamação, que envolve a ativação das células da barreira hematoencefálica, micróglia e células imunes infiltrantes, para modular a indução e a manutenção da sensibilização central.

Assim, a microbiota intestinal pode regular a dor no sistema nervoso periférico e central. O direcionamento da microbiota intestinal por meio da dieta e as medidas de intervenção na microbiota podem representar uma nova estratégia terapêutica para o manejo da dor crônica.

REFERÊNCIAS

1. Cohen SP, Vase L, Hooten WM. Chronic pain: an update on burden, best practices, and new advances. Lancet. 2021;397(10289):2082-97.
2. Guo R, Chen LH, Xing C, Liu T. Pain regulation by gut microbiota: molecular mechanisms and therapeutic potential. Br J Anaesth. 2019;123(5):637-54.
3. Ji RR, Chamessian A, Zhang YQ. Pain regulation by non-neuronal cells and inflammation. Science. 2016;354(6312):572-7.
4. Santoni M, Miccini F, Battelli N. Gut microbiota, immunity and pain. Immunol Lett. 2021;229:44-7.
5. Guo R, Chen LH, Xing C, Liu T. Pain regulation by gut microbiota: molecular mechanisms and therapeutic potential. Br J Anaesth. 2019;123(5):637-54.
6. Sánchez Romero EA, Meléndez Oliva E, Alonso Pérez JL, Martín Pérez S, Turroni S, Marchese L, Villafañe JH. Relationship between the gut microbiome and osteoarthritis pain: review of the literature. Nutrients. 2021;13(3):716.
7. Qin R, Tian G, Liu J, Cao L. The gut microbiota and endometriosis: from pathogenesis to diagnosis and treatment. Front Cell Infect Microbiol. 2022;12:1069557.
8. Lin B, Wang Y, Zhang P, Yuan Y, Zhang Y, Chen G. Gut microbiota regulates neuropathic pain: potential mechanisms and therapeutic strategy. J Headache Pain. 2020;21(1):103.
9. Garofalo C, Cristiani CM, Ilari S, Passacatini LC, Malafoglia V, Viglietto G, et al. Fibromyalgia and irritable bowel syndrome interaction: a possible role for gut microbiota and gut-brain axis. Biomedicines. 2023;11(6):1701.

11

Microbiota e doenças neurológicas e do sono

Lucio Huebra Pimentel Filho
Maria Fernanda Naufel

INTRODUÇÃO

Doenças neurológicas são frequentes e apresentam um importante impacto global em saúde, relacionado a grandes morbidade e mortalidade. As doenças neurológicas são um grupo muito heterogêneo, compreendendo diferentes afecções do sistema nervoso central (SNC) e do sistema nervoso periférico, por meio de lesões estruturais ou alterações funcionais. A fisiopatologia pode estar relacionada a processos neurodegenerativos, inflamatórios, neoplásicos, infecciosos, isquêmicos ou metabólicos. Os principais grupos de doenças neurológicas são cefaleias, doenças cerebrovasculares, alterações cognitivas, epilepsia, distúrbios do movimento, doenças neuromusculares, doenças inflamatórias do SNC, neuroinfecções e distúrbios do sono.

Evidências crescentes mostram uma relação cada vez mais próxima do eixo intestino-cérebro com o desencadeamento ou agravamento de doenças neurológicas. Essa relação ocorre desde fases iniciais da formação do sistema nervoso, ligada a distúrbios do neurodesenvolvimento, e ao longo da vida, acelerando o processo de neurodegeneração e facilitando o desenvolvimento de doenças adquiridas. A microbiota parece interferir no funcionamento do sistema nervoso por meio de diversos mecanismos, como ruptura na perviedade da barreira hematoencefálica, agravamento de processos inflamatórios, produção ou inibição de neurotransmissores e alterações da morfologia cerebral em crianças.[1]

DOENÇA DE ALZHEIMER

A doença de Alzheimer (DA) é a doença neurodegenerativa mais prevalente. Caracteriza-se por declínio cognitivo progressivo, incluindo prejuízo de memória, linguagem e funções executivas, finalmente resultando em demência. Patologicamente, é causada por um processo degenerativo em que há depósito anormal de proteínas, as placas beta-amiloides e os emaranhados neurofibrilares de proteína tau. Esse acúmulo leva a um processo inflamatório e a neurotoxicidade.

Amiloide é um termo genérico que designa qualquer depósito insolúvel de lipoproteína. Há evidências de que amiloides derivados de bactérias podem ser fatores que funcionam como processos deflagradores do acúmulo de material amiloide cerebral na DA. Além disso, processos inflamatórios relacionados com a neurodegeneração podem ser agravados pela microbiota intestinal, como é o caso da infecção crônica pelo *Helicobacter pylori*, já identificado como mediador inflamatório do acúmulo amiloide e da hiperfosforilação de proteína tau em modelos animais.[1]

Alterações na constituição da microbiota intestinal já foram identificadas em indivíduos com DA, incluindo uma redução da predominância de Firmicutes e *Bifidobacterium* spp. e aumento de Bacteroidetes, *Escherichia* e *Shigella* spp. A presença de *Shigella* spp. já foi relacionada com aumento da expressão de proteínas amiloides e maior estado inflamatório.[2]

O consumo de probióticos já foi reportado como benéfico no manejo da DA. O uso de *Lactobacilli* e *Bifidobacteria* teve efeitos para melhora da memória e aprendizado em modelos animais, e, em ensaio clínico randomizado com pacientes com declínio cognitivo, houve melhora na *performance* do miniexame do estado mental (MEEM) após 12 semanas de administração desses grupos de probióticos. O tratamento antibiótico com erradicação do *H. pylori* também está relacionado com melhora cognitiva.[1]

Ainda são necessários avanços no entendimento do papel da microbiota na fisiopatologia da neurodegeneração da DA e melhores evidências de abordagens para maior eficácia terapêutica.

DOENÇA DE PARKINSON

A doença de Parkinson (DP) é a segunda doença neurodegenerativa mais comum, acometendo cerca de 1% da população acima dos 65 anos. Caracteriza-se pela presença de sintomas motores, marcadamente rigidez, bradicinesia, tremor e instabilidade postural, em decorrência da degeneração de neurônios produtores de dopamina por acúmulo de alfa-sinucleína na substância negra. Além disso, é comum a ocorrência de sintomas não motores, como hiposmia, depressão, distúrbios do sono e principalmente alterações intestinais, em especial a constipação.

Alterações intestinais podem preceder em anos, até mesmo décadas, as manifestações neurológicas da DP. Há evidência de processo inflamatório intestinal, aumento da permeabilidade intestinal e acúmulo precoce de alfa-sinucleína no sistema nervoso entérico, deixando evidente a participação do intestino na fisiopatologia, talvez até como processo inicial precursor da degeneração cerebral.[2] Estudos em modelos animais mostraram interrupção da progressão do acúmulo de alfa-sinucleína no cérebro, após ressecção do nervo vago, estrutura que liga o sistema nervoso entérico ao SNC.[1]

Estudos recentes mostram que tanto a composição da microbiota como o perfil metabólico de pacientes com DP estão alterados quando comparados com indivíduos saudáveis, com aumento dos níveis de Enterobacteriaceae e perda de microrganismos intestinais associados com propriedades anti-inflamatórias.[2]

A microbiota intestinal também pode afetar o tratamento farmacológico da DP, uma vez que alguns microrganismos podem reduzir a eficácia da levodopa, por meio da inativação da droga ou redução de sua absorção. É formalmente recomendada a ingestão dessa medicação distante das refeições, para atenuar essa interferência terapêutica.[2]

O consumo de leite fermentado por quatro semanas mostrou ser eficaz na melhora de sintomas intestinais da DP, sobretudo a constipação. Porém, ainda há evidência muito limitada do uso de probióticos para o tratamento dessa condição.[1]

EPILEPSIA

Epilepsia é um grupo heterogêneo de doenças neurológicas, caracterizado pela predisposição a apresentar crises epilépticas espontâneas, não provocadas. Pode ter diversas causas, como fatores genéticos, alterações da formação e desenvolvimento cortical, ou ser adquirida, relacionada a lesões estruturais cerebrais que surgem ao longo da vida. Porém, a causa pode permanecer indefinida em até 50% dos casos. Durante a crise epiléptica, há uma instabilidade elétrica, fruto do desbalanço de sistemas excitatórios glutamatérgicos e inibitórios gabaérgicos.

Estudos que relacionam a microbiota com epilepsia apresentam três alvos de investigação: crianças e adultos responsivos ao tratamento com medicações anticrises epilépticas; pacientes resistentes ao tratamento farmacológico; e indivíduos resistentes ao tratamento farmacológico que estão sob dieta cetogênica. Epilepsia farmacorresistente é definida quando o indivíduo mantém crises, apesar do uso em dose plena de ao menos dois fármacos devidamente escolhidos para o tipo de crise apresentada.

Há evidência de diferença na composição da microbiota de indivíduos com epilepsia refratária quando comparados aos indivíduos com epilepsia passível de controle medicamentoso. Há aumento na diversidade alfa nos indivíduos resistentes, enquanto a microbiota do grupo de fácil controle se assemelha com a de pessoas saudáveis, apresentando maiores populações de *Bifidobacteria* e *Lactobacillus*.[3]

Em modelos animais, há evidência de que o benefício no controle de crises epilépticas relacionado ao uso de dieta cetogênica está relacionado à microbiota. A dieta cetogênica, alimentação rica em gordura e com teor muito baixo de carboidratos, aumenta a abundância de *Akkermansia muciniphila* e *Parabacterioides*. Ratos que receberam transplante de microbiota ou aporte dessas bactérias também tiveram controle de crises, mesmo quando não estavam sob dieta cetogênica.[3] Em humanos, ainda não está completamente estabelecido o efeito da microbiota no contexto da dieta cetogênica.[3]

Em resumo, crescentes evidências mostram relação da microbiota com diversos aspectos da epilepsia, porém mais estudos são necessários para definir seu papel no contexto da dieta cetogênica ou o estabelecimento de outras intervenções terapêuticas.

ENXAQUECA

Enxaqueca é uma das cefaleias primárias mais comuns, sendo importante causa de prejuízo de qualidade de vida e de absenteísmo em atividades escolares e profissionais. Além da cefaleia, é comum haver sintomas gastrintestinais nas crises, sobretudo náuseas e vômitos, também podendo ocorrer diarreia ou constipação. Existe correlação entre enxaqueca e distúrbios funcionais intestinais como dispepsia funcional, síndrome do intestino irritável e doenças inflamatórias intestinais.

A fisiopatologia da enxaqueca não está completamente estabelecida. Há teoria de participação de um processo inflamatório transitório, com aumento de citocinas como fator de necrose tumoral alfa (TNF-alfa), interleucina-1 beta (IL-1) e IL-6, que pode estar relacionado com o aumento da permeabilidade intestinal.[3]

Estudo metagenômico da microbiota de mulheres com enxaqueca evidenciou redução da diversidade alfa e aumento de Firmicutes, especialmente *Clostridium* spp. Em paralelo, há evidência de que a disbiose aumenta a gravidade e a duração de crises de enxaqueca em mulheres jovens.[3]

Apesar de alguns estudos com o uso de probióticos no tratamento preventivo de enxaqueca, ainda não há evidência científica suficiente que defina um *guideline* terapêutico.

ACIDENTE VASCULAR CEREBRAL

O acidente vascular cerebral (AVC) é um conjunto de doenças circulatórias que ocasionam um comprometimento do vaso sanguíneo, levando a lesão cerebral. A forma mais comum é o AVC isquêmico, respondendo por 85% dos casos, em que há oclusão arterial e limitação do fluxo sanguíneo com consequente infarto tecidual, enquanto no AVC hemorrágico há ruptura vascular com sangramento local.

A microbiota está mais relacionada com a incidência de AVC isquêmico, sobretudo no desenvolvimento de ateromatose, importante etiologia de oclusão arterial. O *Streptococcus mutans*, frequente na cavidade oral, está amplamente presente nas placas ateroscleróticas de pacientes com vasculopatias. Também há evidência da presença de *Chlamydia pneumoniae*, *Lactobacillus rhamnosus* e *Neisseria polysaccharea*. O processo inflamatório exacerbado por algumas bactérias também pode ser um fator importante para a formação dessas placas.[1]

Um produto da oxidação de trimetilamina (TMAO) por bactérias intestinais, quanto expostas a dietas ricas em produtos animais, está associado com hiperatividade plaquetária e risco de trombose, aumentando o risco de AVC isquêmico.[1]

Na Figura 1, pode-se observar como os diferentes padrões alimentares interferem na microbiota intestinal, produzindo metabólitos dietéticos que apresentam diferentes efeitos no sistema nervoso central.

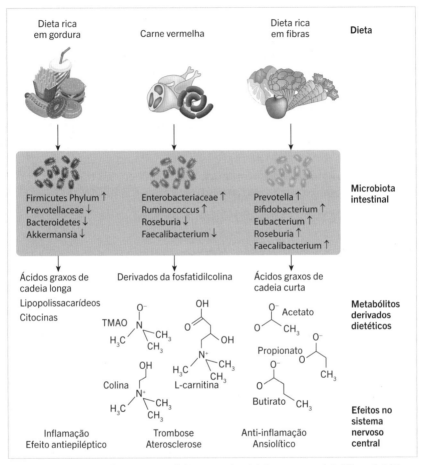

FIGURA 1 Padrões alimentares, efeitos na microbiota, seus metabólitos dietéticos e seus efeitos no sistema nervoso central.
Fonte: adaptação de Zhu et al., 2020.[1]

DISTÚRBIOS DO SONO

O sono é um fenômeno biológico essencial para a qualidade de vida e para a regulação do organismo em todas as suas fases. Quando o sono é insuficiente, as consequências negativas são inúmeras, incluindo fadiga, irritabilidade, dificuldade de concentração e de tomada de decisão, além de sintomas de ansiedade e/ou depressão.[4]

A insônia e a apneia obstrutiva do sono (AOS) são os distúrbios com maior incidência, contudo existem muitos outros, incluindo síndrome das pernas inquietas, parassonias e narcolepsia. Os distúrbios do sono podem afetar a quantidade, a qualidade e o horário do sono.[5]

O sono é dividido em duas grandes fases: movimento rápido dos olhos (REM, do inglês *rapid eye movement*) e não REM, que ocorrem em um padrão de 3 a 5 ciclos por noite. A quantidade de sono de que necessitamos varia de acordo com a idade, mas a maioria dos adultos precisa de 7 a 8 horas de sono reparador todas as noites,[4] porém, um estudo populacional apontou que 33,2% dos adultos americanos dormem menos que o necessário.[6]

Insônia

A insônia é o distúrbio do sono mais prevalente, caracterizado pela dificuldade persistente em iniciar o sono, permanecer dormindo e/ou quando ocorrem despertares precoces. Para ser diagnosticado com insônia, o indivíduo deve apresentar dificuldades para dormir em ao menos três noites por semana, por três meses ou mais, resultando em prejuízos diurnos.[7]

Para diagnosticar a insônia, pode ser utilizada a combinação de informações como histórico do paciente, exames físicos, diário do sono e questionários. O tipo de insônia normalmente varia com a idade, sendo a dificuldade em adormecer mais comum entre adultos jovens e a dificuldade em permanecer dormindo mais comum entre adultos de meia-idade e idosos.[7]

Apneia obstrutiva do sono

A apneia obstrutiva do sono (AOS) é uma condição em que o indivíduo apresenta interrupções respiratórias durante o sono. Isso leva a casos repetidos de obstrução das vias aéreas, levando ao ronco, à ofegação ou até mesmo a pausas respiratórias. Como resultado, a AOS pode causar sonolência diurna e fadiga em curto prazo e distúrbios crônicos como obesidade e doenças cardiovasculares em longo prazo.[7]

Para diagnosticar a AOS, é realizado o exame de polissonografia, que envolve o monitoramento do número de apneias obstrutivas (ausência de fluxo de ar) e hipopneia (redução do fluxo de ar) durante o sono. Segundo estimativas, a AOS afeta cerca de 2 a 15% dos adultos de meia-idade e mais de 20% dos adultos mais velhos. Alguns dos principais fatores de risco incluem obesidade, sexo masculino e histórico familiar.

Microbiota intestinal e os distúrbios do sono

Recentes estudos vêm demostrando que a relação entre a disbiose intestinal e os distúrbios do sono é bidirecional, ou seja, tanto a disbiose interfere na piora da qualidade do sono quanto os distúrbios do sono podem influenciar na microbiota intestinal e levar à disbiose.[8]

Associados a fatores como idade, dieta, doenças e alterações ambientais, os distúrbios do sono e do ritmo circadiano também podem levar ao desequilíbrio do microbioma. O ritmo circadiano desempenha papel crucial na manutenção das funções fisiológicas normais do trato gastrintestinal (TGI), e quaisquer distúrbios relacionados a esse "relógio central" podem levar a problemas no sistema digestivo e alterar as atividades das bactérias intestinais, que também costumam seguir o ritmo circadiano.[8]

Além disso, a fragmentação do sono e a perturbação do ritmo circadiano provocam danos à barreira intestinal, aumentando sua permeabilidade e permitindo a translocação da microbiota intestinal, de metabólitos e de citocinas pró-inflamatórias, levando a alterações em sua diversidade e abundância e aumentando a chance de disbiose.[8]

Pesquisadores observaram que a piora na qualidade e/ou quantidade de sono pode levar à diminuição na abundância de certas cepas bacterianas da microbiota. Especificamente, descobriu-se que *Faecalibacterium*, *Bacteroides* e *Akkermansia* estão em níveis mais baixos pela privação do sono, enquanto a fragmentação do sono pode reduzir o número de Bacteroidetes, Actinobacteria e Bifidobacteriaceae.[9]

Insônia e a microbiota intestinal

A insônia aguda ou crônica pode estar relacionada à diminuição da diversidade bacteriana, já que estudos demonstraram que pacientes diagnosticados com insônia apresentavam redução de microrganismos anaeróbios na microbiota intestinal. Além disso, a estrutura do microbioma de indivíduos com insônia crônica parece estar alterada, com potencial diminuição de microrganismos produtores de butirato e aumento de marcadores inflamatórios. Os pesquisadores também observaram um aumento no gênero *Blautia* e uma diminuição no *Faecalibacterium*, o que pode estar associado a alterações inflamatórias e doenças neuropsicológicas. Além disso, parece que pacientes privados de sono podem ter níveis mais baixos de melatonina no cólon e nas fezes.[10]

Apneia obstrutiva do sono e a microbiota intestinal

A AOS parece influenciar negativamente na microbiota intestinal humana, já que pacientes portadores desse distúrbio apresentam reduzida concentração de bactérias produtoras de aminoácidos de cadeia curta, enquanto os níveis de IL-6 e de inflamação se encontram aumentados na microbiota quando comparados aos de pacientes saudáveis. Por outro lado, estudos experimentais sugerem que a microbiota também pode influenciar na patogênese da AOS, e o efeito da hipóxia intermitente na resistência à insulina parece ser mediado pela microbiota intestinal.[11]

Possíveis mecanismos da relação bidirecional entre microbiota e sono

Essencialmente, o intestino e o cérebro comunicam-se constantemente através de inúmeras vias, e o eixo microbiota-intestino-cérebro desempenha papel crucial na facilitação dessa comunicação. O nervo vago aferente ajuda a reconhecer a atividade metabólica e imunológica por meio de hormônios, ácidos graxos e fatores inflamatórios. Além disso, o intestino e o cérebro podem se comunicar através das barreiras intestinais e hematoencefálica. Assim, por meio do eixo microbiota-intestino-cérebro, que se comunica por diversas vias, a relação bidirecional entre o sono e a microbiota intestinal pode ser explicada. Além disso, boa parte de neurotransmissores relacionados ao sono e ao humor é produzida no TGI, como a serotonina e o ácido gama-a-minobutírico (Gaba).[10,11]

Tratamento

Pelo fato de bactérias que habitam o intestino desempenharem papel crucial na manutenção da saúde mental e do sono, intervenções direcionadas ao tratamento da disbiose parecem exercer efeito terapêutico na ansiedade, na depressão e na qualidade do sono.[10,11] Como medicamentos tradicionais para o sono podem apresentar efeitos adversos, novas terapias alternativas direcionadas ao equilíbrio da microbiota intestinal, como a utilização de pro-bióticos, prebióticos, simbióticos, pós-bióticos, ou mesmo o transplante fecal, podem ser estratégias promissoras para o tratamento de distúrbios do sono.

CONSIDERAÇÕES FINAIS

A interação entre microbiota, doenças neurológicas e sono tem sido alvo de crescente interesse. Estudos pré-clínicos e clínicos têm sido desenvolvidos buscando entender a complexa relação bidirecional entre o cérebro e o intestino. Ainda são necessárias evidências mais robustas para o uso na prática clínica de intervenções terapêuticas direcionadas ao enriquecimento da microbiota e à melhoria desses distúrbios.

REFERÊNCIAS

1. Zhu S, Jian Y, Xu K, Cui M, Ye W, Zhao G, et al. The progress of gut microbiome research related to brain disorders. J Neuroinflammation. 2020;17(1):25.
2. Morais LH, Schreiber HL, Mazmanian SK. The gut microbiota-brain axis in behaviour and brain disorders. Nat Rev Microbiol. 2021;19(4):241-55.
3. Socala K, Doboszewska U, Szopa A, Serefko A, Wlodarczyk M, Zielinska A, et al. The role of microbiota-gut-brain axis in neuropsychiatric and neurological disorders. Pharmacol Res. 2021;172:105840.
4. Tufik S. Medicina e biologia do sono. Barueri: Manole; 2008.
5. Sateia MJ. International classification of sleep disorders-third edition. Chest. 2014;146(5):1387-94.
6. Pankowska MM, Lu H, Wheaton AG, Liu Y, Lee B, Greenlund KJ, et al. Prevalence and geographic patterns of self-reported short sleep duration among US adults, 2020. Prev Chronic Dis. 2023;20:220400.
7. American Psychiatric Association (APA). Diagnostic and statistical manual of mental disorders: DSM-5. Arlington: APA; 2013.
8. Wu J, Zhang B, Zhou S, Huang Z, Xu Y, Lu X, et al. Associations between gut microbiota and sleep: a two-sample, bidirectional Mendelian randomization study. Front Microbiol. 2023;14:1236847.
9. Gao T, Wang Z, Dong Y, Cao J, Lin R, Wang X, et al. Role of melatonin in sleep deprivation-induced intestinal barrier dysfunction in mice. J Pineal Res. 2019;67:e12574.
10. Naufel MF, Truzzi GM, Ferreira CM, Coelho FMS. The brain-gut-microbiota axis in the treatment of neurologic and psychiatric disorders. Arq Neuropsiquiatr. 2023;81(7):670-84.
11. Wang Z, Wang Z, Lu T, Chen W, Yan W, Yuan K, et al. The microbiota-gut-brain axis in sleep disorders. Sleep Med Rev. 2022;65:101691.

12

Efeitos da microbiota intestinal no sistema endócrino

Paula Waki Lopes da Rosa

INTRODUÇÃO

Diversos estudos demonstram que alterações na composição da microbiota intestinal (MI) se associam a prejuízos no funcionamento dos sistemas neural, imunológico e endocrinológico.

Nos últimos anos, a MI vem sendo chamada de "órgão endócrino" e "regulador metabólico" do corpo humano.[1]

Neste capítulo, será abordado como a MI interage com o hospedeiro e os possíveis mecanismos pelos quais ela pode exercer influência no desenvolvimento de obesidade, diabetes e distúrbios da tireoide, doenças endocrinológicas bastante prevalentes globalmente.

SISTEMA ENDÓCRINO

O sistema endócrino consiste no conjunto de todos os órgãos endócrinos (hipófise, tireoide, paratireoide, glândulas adrenais, pâncreas, gônadas) e todas as células ou tecidos endócrinos presentes em outros órgãos (tecido adiposo, ilhotas pancreáticas e tecido reprodutivo). As células, tecidos e órgãos endócrinos secretam na corrente sanguínea e linfática os hormônios, substâncias biologicamente ativas envolvidas no crescimento, desenvolvimento, metabolismo e reprodução.

MICROBIOTA INTESTINAL

A MI consiste no conjunto de microrganismos que habitam a luz intestinal do hospedeiro. Os filos mais abundantes na luz intestinal humana são Firmicutes, Bacteroidetes, Verrucomicrobia, Actinobacteria e Proteobacteria.

A composição e a função da MI podem ser influenciadas por fatores genéticos e ambientais (tipo de parto, amamentação, dieta, exposição a antibióticos e outras drogas, fatores geográficos etc.). O gradiente de pH ao longo do trato gastrintestinal também determina a distribuição das bactérias: enquanto Firmicutes (*Lactobacilli*) e Proteobactérias ocupam as porções mais proximais, nas porções distais predominam os anaeróbios, como *Akkermansia*, Bacteroidetes e Verrucomicrobia.[2]

Nas últimas décadas, a MI tem sido bastante estudada por seus impactos na saúde humana. Sabe-se que a MI exerce influência na absorção e no acúmulo de lípides no músculo e no fígado, na permeabilidade intestinal, na passagem de lipopolissacárides, na síntese de ácidos graxos de cadeia curta (AGCC), que influenciam na regulação energética e imunológica, e em funções metabólicas como síntese e sensibilidade à insulina. A disbiose se caracteriza por alterações na composição da MI associada a condições patológicas. Existem crescentes evidências da associação de disbiose com distúrbios metabólicos (diabetes, obesidade, dislipidemias), que aumentam o risco cardiovascular.[3]

Como a microbiota intestinal pode influenciar na fisiopatologia de doenças endócrinas?

A. **Produção de ácidos graxos de cadeia curta:** os AGCC são produzidos a partir da degradação de fibras não digeríveis pelo corpo humano. Butirato, propionato e acetato são os encontrados em maior abundância na luz intestinal. Os AGCC interagem com receptores de células do epitélio intestinal, interferem na secreção de hormônios gastrintestinais e do sistema nervoso central (SNC), o que implica ações no metabolismo energético, imunidade e comportamento humano.[4]

B. **Produção de neurotransmissores:** estudos evidenciam que a MI secreta alguns neurotransmissores, como dopamina, norepinefrina e ácido gama-aminobutírico (Gaba), que influenciam na função hipotalâmica e, portanto, no eixo neuroendócrino.[5]

C. **Eixo intestino-cérebro (Figura 1):** o termo "eixo intestino-cérebro" refere-se à comunicação bidirecional entre SNC e intestino, que ocorre por meio de vias neuronais, imunológicas e endocrinológicas.[6]

A sinalização neuronal ocorre principalmente via nervo vago: os metabólitos da MI, como os AGCC, interagem com os receptores intestinais de células enteroendócrinas, que por sua vez geram sinalização para o SNC pelas fibras aferentes do nervo vago.[7]

A MI interfere na permeabilidade intestinal e na passagem de toxinas como os lipopolissacarídeos (LPS) na corrente sanguínea do hospedeiro, desencadeando ativação de células inflamatórias e liberação de citocinas e promovendo um *status* pró-inflamatório, comum em doenças endócrinas crônicas, como diabetes e obesidade.

A via endócrina ocorre pela atuação das células enteroendócrinas presentes no epitélio intestinal, que produzem hormônios e peptídeos como colecistoquinina (CCK), peptídeo YY (PYY) e peptídeo 1 semelhante ao glucagon (GLP-1), todos envolvidos no metabolismo de carboidratos, gorduras e proteínas e no controle do apetite e saciedade. Alguns estudos demonstram que camundongos *germ-free* têm menor quantidade de células enteroendócrinas, CCK, PYY e GLP-1 em relação a camundongos normalmente colonizados.[8,9]

D. **Secreção e metabolismo dos ácidos biliares na luz intestinal, e absorção e metabolismo do colesterol e triglicérides:**[10] os ácidos biliares são produzidos pelos hepatócitos e correspondem aos produtos metabólicos finais do catabolismo do colesterol. Após ingestão de gordura levando à secreção de colecistoquinina (CCK), são secretados na luz intestinal, solubilizando a gordura digerida e facilitando sua digestão e absorção. Posteriormente, 95% dos ácidos biliares são reabsorvidos no intestino delgado e devolvidos aos hepatócitos pela circulação entero-hepática.

A MI presente no cólon converte os 5% dos ácidos biliares primários remanescentes na luz intestinal em ácidos biliares secundários, que interagem com receptores do epitélio intestinal e estimulam a secreção de GLP-1.[11]

E. **Desenvolvimento e regulação do sistema imunológico, ações antitumorais e ação como barreira biológica intestinal contra a entrada de patógenos no hospedeiro (Figura 2):** a passagem de LPS presentes na parede celular de algumas bactérias Gram-negativas pela membrana intestinal causa uma condição pró-inflamatória conhecida como endotoxemia. Dietas ricas em gordura sabidamente aumentam os níveis da LPS na corrente sanguínea do hospedeiro, aumentam a permeabilidade intestinal e estimulam a produção de citocinas pró-inflamatórias, como fator de necrose tumoral alfa (TNF-alfa) e interleucina-6 (IL-6).[10]

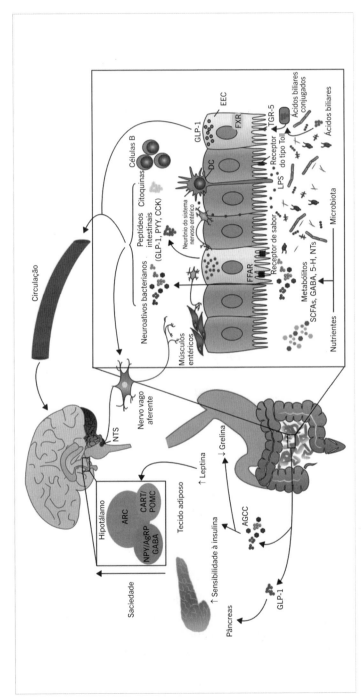

FIGURA 1 Eixo intestino-cérebro.

AGCC: ácidos graxos de cadeia curta; AgRP: proteína relacionada ao agouti (*agouti-related protein*); ARC: núcleo arqueado; CART: transcritor regulado por cocaína e anfetamina (*cocaine amphetamine-regulated transcript*); CCK: colecistoquinina; DC: células dendríticas (*dendritic cells*); EEC: células entero-endócrinas (*enteroendocrine cells*); FXR: receptor ativador do farsenoide X (*activating farnesoid X receptor*); GABA: ácido aminobutírico gama (*γ-aminobutyric acid*); GLP-1: peptídeo semelhante ao glucagon (*glucagon-like peptide*); NPY: neuropeptídeo Y; NTS: núcleo do trato solitário; POMC: pro-opiomelanocortina (*pro-o-piomelanocortin*); PYY: peptídeo YY; SCFA: ácidos graxos de cadeia curta (*short chain fatty acids*); TGR-5: receptor 5 Takeda acoplado a proteína G (*Takeda G-protein-coupled receptor 5*).

Fonte: tradução de Asadi et al., 2022;[7] Torres-Fuentes et al., 2017.[34]

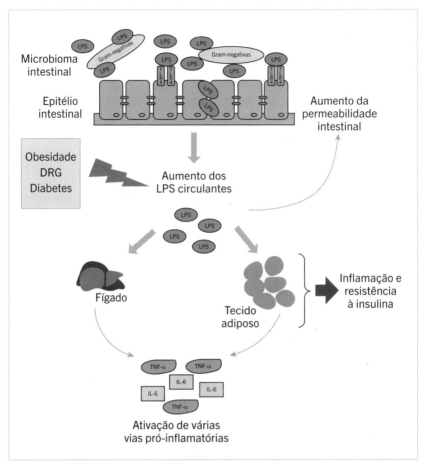

FIGURA 2 Obesidade, dietas ricas em gordura e resistência à insulina estão associadas ao aumento da permeabilidade intestinal e endotoxemia. No fígado, os LPS promovem resistência à insulina, aumento dos depósitos de triglicérides e secreção de citocinas pró-inflamatórias, promovendo a progressão de doença gordurosa do fígado. No tecido adiposo, os LPS induzem adipogênese, resistência à insulina, infiltração por macrófagos, estresse oxidativo e liberação de citocinas pró-inflamatórias.

DRG: dieta rica em gordura; IL-6: interleucina 6; LPS: lipopolissacárides; TLR 4: receptor do tipo Toll 4; TNF-alfa: fator de necrose tumoral alfa (*tumor necrose factor-alfa*)
Fonte: tradução de Pascale et al., 2018.[10]

MICROBIOTA INTESTINAL E DOENÇAS ENDÓCRINAS

Diabetes

Diabetes melito tipo 1

Diabetes melito tipo 1 (DM1) é uma doença autoimune multifatorial caracterizada pela destruição das células beta pancreáticas, mediada por células T, levando à incapacidade de produção de insulina.

A insulina é um hormônio que facilita a entrada da glicose em células de gordura e musculares, estimula o armazenamento de glicose na forma de glicogênio no fígado e a síntese de ácidos graxos, e inibe a lipogenólise.[12]

Estudos das duas últimas décadas sugerem que a fisiopatologia do DM1 parece ser bem mais complexa do que se imaginava, e depende de uma complexa interação entre fatores genéticos, epigenéticos e ambientais: o desenvolvimento da autoimunidade contra os antígenos das células beta pancreáticas ocorre mediante gatilhos ambientais em indivíduos geneticamente suscetíveis.[13]

Perturbações na composição da MI por fatores ambientais, como dieta, exposição a antibióticos e infecções intestinais, podem ocasionar o aumento da permeabilidade intestinal a substâncias patogênicas e influenciar no desenvolvimento da autoimunidade que ocorre no DM1.[12]

Os AGCC produzidos pela MI contribuem para a integridade da mucosa intestinal e a diminuição de sua permeabilidade contra patógenos, reduzem a autoativação das células T do tecido linfoide intestinal e sua migração e ação contra o pâncreas.[14]

Células T que reconhecem epítopos das células beta podem ser ativadas por bactérias intestinais para depois penetrarem nos linfonodos pancreáticos, causando a destruição das células beta. Essa ativação pode ocorrer pela produção bacteriana de peptídeos que se assemelham a autoantígenos pancreáticos, ou pela passagem de antígenos da MI na corrente sanguínea do hospedeiro, promovendo a destruição das células beta.[15]

Diabetes tipo 2

Diabetes tipo 2 (DM2) é um problema global de saúde pública por sua alta prevalência e taxas de morbidade e mortalidade. Em 2019, foi reportado que mais de 460 milhões de adultos no mundo tinham diabetes, e estima-se que em 2045 esse número cresça para 700 milhões.[16]

Trata-se de uma doença progressiva, caracterizada por resistência à insulina, prejuízo do funcionamento das células beta pancreáticas, alterações no metabolismo da glicose e inflamação crônica. Assim como no DM1, tem origem multifatorial,[17] e fatores ambientais como aporte calórico, composição nutricional da dieta, grau de inatividade física e até poluição são já bastante descritos por sua influência na fisiopatologia e aumento contínuo de sua prevalência.[18,19] A MI é um novo fator ambiental que vem sendo cada vez mais estudado por sua associação com diversas doenças, dentre elas o DM2.[17]

Os AGCC produzidos pela MI interagem com as células L e são ligantes específicos dos receptores GPR41 e GPR43 das células G do epitélio intestinal, o que desencadeia o aumento da produção do hormônio GLP-1 e a redução dos níveis plasmáticos de glicose. Uma parte dos AGCC cai na corrente sanguínea e interage com os receptores GPR 43 e GPR 41 presentes nas células pancreáticas, estimulando a produção de insulina.[20]

A MI também está envolvida em diversos processos de metabolização e reabsorção dos ácidos biliares na luz intestinal. Os ácidos biliares interagem com os receptores GPR43 e GPR41 e com o receptor farnesoide X (FXR), desencadeando uma cascata de reações que levam ao aumento do metabolismo do tecido adiposo, prevenindo obesidade e resistência à insulina.[21]

Alterações no equilíbrio da MI se associam a alterações da permeabilidade intestinal, que por sua vez levam à translocação de LPS (componentes da membrana externa de algumas bactérias Gram-negativas) na circulação sanguínea, causando endotoxemia,[22] condição pró-inflamatória associada a diversas doenças metabólicas e a maior risco cardiovascular.

Alguns autores descreveram alterações da composição da MI, como maior abundância de Bacteriodetes, *Lactobacillus* e *Escherichia* coli em pacientes com DM2 em relação à população geral, e menor abundância de espécies produtoras do AGCC butirato, como *Clostridium*, *Roseburia* e *Fecalibacteria*.[23,24]

Além disso, o tratamento do DM2 com metformina também pode ser capaz de promover alterações benéficas, como o aumento da abundância de *Akkermansia muciniphila*,[25] uma espécie que degrada a mucina da mucosa gastrintestinal e produz AGCC.

Doenças da tireoide

Segundo um estudo europeu, 5% da população é acometida por hipotireoidismo, e mais 5% apresenta algum distúrbio da tireoide não diagnosticado.[26] Exposição ambiental em níveis inadequados de iodo é o principal fator de risco para o surgimento de distúrbios da tireoide, enquanto tireoidite autoimune é a principal causa de hipotireoidismo em áreas em que há exposição adequada.[27] Deficiência nutricional severa de iodo está associada a hipotireoidismo; já deficiências leves a moderadas podem levar a um crescimento multifocal autônomo da tireoide e excesso de iodo, a tireoidite autoimune. Deficiência de ferro e selênio também pode causar alterações no funcionamento da tireoide, principalmente hipotireoidismo.[28]

A MI está envolvida no processo de absorção intestinal de nutrientes, degradação e deslocamento do iodo pela circulação êntero-hepática. Alterações em sua composição têm impacto na produção dos hormônios tireoideanos.[29]

Desbalanços da MI também se associam à fisiopatologia de tireoidites com quadros de hiper e hipotireoidismo, por promoverem diminuição da tolerância imunológica aos antígenos próprios e externos.[30]

Obesidade

Quase metade da população mundial (42%) apresenta excesso de peso atualmente, e estima-se que esse valor suba para 54% em 2035.

A obesidade é um problema de saúde que afeta todos os países, e os menos desenvolvidos foram os que apresentaram maior aumento de incidência na última década.

Segundo o estudo da carga global de doenças de 2024 (2024 Global Burden of Disease – GBD), dois terços das doenças não transmissíveis são causados por quatro condições: diabetes, doença coronariana, neoplasias e acidente vascular cerebral (AVC). Todas essas condições estão associadas ou são aceleradas pela obesidade.

A importância do excesso de peso como fator de risco para as principais doenças não comunicáveis tem crescido nas últimas duas décadas por dois motivos: redução da contribuição de outros fatores de risco, como o tabaco, e aumento de sua prevalência global e nas faixas etárias mais jovens (Figura 3).[31]

Os AGCC e os ácidos biliares interagem com receptores de células L e em sensores específicos aferentes do nervo vago presentes no epitélio intestinal. Ambos promovem o aumento da saciedade por desencadearem a secreção de hormônios gastrintestinais como GLP-1 e PYY, que atuam no centro cerebral de controle de apetite e têm ação anorexígena. Perturbações na composição da MI podem, portanto, interferir no controle da ingestão calórica e no desenvolvimento de obesidade.[7]

Bäckhed et al. encontraram associação entre MI e obesidade em 2004, quando demonstraram que camundongos *germ-free* colonizados por transplante fecal com a MI de camundongos com obesidade apresentaram aumento de 60% da gordura corporal e de resistência à insulina duas semanas após o transplante, mesmo mantendo o consumo calórico diário. Os camundongos colonizados com a MI de camundongos magros permaneciam magros.[32]

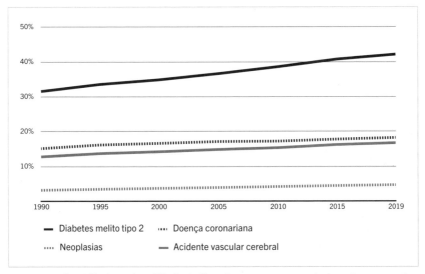

FIGURA 3 Contribuição (em %) de índice de massa corporal elevado em mortes pelas principais doenças não transmissíveis.
Fonte: World Obesity Federation, 2024.[31]

Nesse mesmo estudo, Bäckhed et al. demonstraram que a presença da MI estimula a lipogênese por inibir a proteína Fiaf (do inglês *fasting-induced adipocyte factor*), expressa nas células do intestino, fígado e tecido adiposo. A Fiaf inibe a lipoproteína lipase (LPL), responsável pela lipólise e liberação de triglicérides dos adipócitos na corrente sanguínea. Portanto, ao inibir a Fiaf, a MI inibe a lipólise e estimula a lipogênese.[32]

Outro estudo demonstrou a importância da MI na fisiopatologia da obesidade: fezes de pares de gêmeas discordantes para obesidade foram transplantadas em camundongos *germ-free*. Os animais que receberam as fezes das gêmeas com obesidade apresentaram aumento de massa e gordura corporal, enquanto os que receberam das outras gêmeas foram protegidos do desenvolvimento de aumento de massa corpórea e de fenótipos metabólicos associados à obesidade.[33]

CONSIDERAÇÕES FINAIS

Cada vez mais estudos revelam a importância da contribuição da MI na saúde humana, e mostram que alterações em sua composição podem desencadear aumento do estado pró-inflamatório comum a doenças metabólicas crônicas. A melhor elucidação dos complexos mecanismos envolvidos abre portas para potenciais alvos terapêuticos.

REFERÊNCIAS

1. Li C, Liu C, Li N. Causal associations between gut microbiota and adverse pregnancy outcomes: a two-sample Mendelian randomization study. Front Microbiol. 2022;13.
2. Donaldson GP, Lee SM, Mazmanian SK. Gut biogeography of the bacterial microbiota. Nat Rev Microbiol. 2016;14(1):20-32.
3. Shirvani Rad S, Nikkhah A, Orvatinia M, Ejtahed HS, Sarhangi N, Jamaldini SH, et al. Gut microbiota: a perspective of precision medicine in endocrine disorders. J Diabetes Metab Disord. 2020;19(2):1827-34.
4. Flint HJ, Scott KP, Louis P, Duncan SH. The role of the gut microbiota in nutrition and health. Nat Rev Gastroenterol Hepatol. 2012;9(10):577-89.
5. Strandwitz P. Neurotransmitter modulation by the gut microbiota. Brain Res. 2018;1693(Pt B):128-33.
6. Carabotti M, Scirocco A, Maselli MA, Severi C. The gut-brain axis: interactions between enteric microbiota, central and enteric nervous systems. Ann Gastroenterol. 2015;28(2):203-9.
7. Asadi A, Shadab Mehr N, Mohamadi MH, Shokri F, Heidary M, Sadeghifard N, et al. Obesity and gut-microbiota-brain axis: a narrative review. J Clin Lab Anal. 2022;36(5):e24420.
8. Zhang X, Grosfeld A, Williams E, Vasiliauskas D, Barretto S, Smith L, et al. Fructose malabsorption induces cholecystokinin expression in the ileum and cecum by changing microbiota composition and metabolism. FASEB J. 2019;33(6):7126-42.
9. Ripken D, van der Wielen N, Wortelboer HM, Meijerink J, Witkamp RF, Hendriks HF. Nutrient-induced glucagon like peptide-1 release is modulated by serotonin. J Nutr Biochem. 2016;32:142-50.
10. Pascale A, Marchesi N, Marelli C, Coppola A, Luzi L, Govoni S, et al. Microbiota and metabolic diseases. Endocrine. 2018;61(3):357-71.
11. Masse KE, Lu VB. Short-chain fatty acids, secondary bile acids and indoles: gut microbial metabolites with effects on enteroendocrine cell function and their potential as therapies for metabolic disease. Front Endocrinol. 2023;14.
12. Del Chierico F, Rapini N, Deodati A, Matteoli MC, Cianfarani S, Putignani L. Pathophysiology of type 1 diabetes and gut microbiota role. Int J Mol Sci. 2022;23(23):14650.
13. Mallone R, Eizirik DL. Presumption of innocence for beta cells: why are they vulnerable autoimmune targets in type 1 diabetes? Diabetologia. 2020;63(10):1999-2006.
14. Sorini C, Cosorich I, Lo Conte M, De Giorgi L, Facciotti F, Lucianò R, et al. Loss of gut barrier integrity triggers activation of islet-reactive T cells and autoimmune diabetes. Proc Natl Acad Sci U S A. 2019;116(30):15140-9.

15. Lee AS, Gibson DL, Zhang Y, Sham HP, Vallance BA, Dutz JP. Gut barrier disruption by an enteric bacterial pathogen accelerates insulitis in NOD mice. Diabetologia. 2010;53(4):741-8.

16. Saeedi P, Petersohn I, Salpea P, Malanda B, Karuranga S, Unwin N, et al. Global and regional diabetes prevalence estimates for 2019 and projections for 2030 and 2045: results from the International Diabetes Federation Diabetes Atlas, 9. Diabetes Res Clin Pract. 2019;157:107843.

17. Zhou Z, Sun B, Yu D, Zhu C. Gut microbiota: an important player in type 2 diabetes mellitus. Front Cell Infect Microbiol. 2022;12.

18. Kahn SE, Cooper ME, Del Prato S. Pathophysiology and treatment of type 2 diabetes: perspectives on the past, present, and future. Lancet. 2014;383(9922):1068-83.

19. Kang N, Chen G, Tu R, Liao W, Liu X, Dong X, et al. Adverse associations of different obesity measures and the interactions with long-term exposure to air pollutants with prevalent type 2 diabetes mellitus: the Henan Rural Cohort study. Environ Res. 2022;207:112640.

20. Mariño E, Richards JL, Mcleod KH, Stanley D, Yap YA, Knight J, et al. Gut microbial metabolites limit the frequency of autoimmune T cells and protect against type 1 diabetes. Nat Immunol. 2017;18(5):552-62.

21. Talukdar S, Olefsky JM, Osborn O. Targeting GPR120 and other fatty acid-sensing GPCRs ameliorates insulin resistance and inflammatory diseases. Trends Pharmacol Sci. 2011;32(9):543-50.

22. Kurita N, Yamashiro K, Kuroki T, Tanaka R, Urabe T, Ueno Y, et al. Metabolic endotoxemia promotes neuroinflammation after focal cerebral ischemia. J Cereb Blood Flow Metab. 2020;40(12):2505-20.

23. Chen X, Devaraj S. Gut microbiome in obesity, metabolic syndrome, and diabetes. Curr Diab Rep. 2018;18(12):129.

24. Karlsson FH, Tremaroli V, Nookaew I, Bergström G, Behre CJ, Fagerberg B, et al. Gut metagenome in European women with normal, impaired and diabetic glucose control. Nature. 2013;498(7452):99-103.

25. de la Cuesta-Zuluaga J, Mueller NT, Corrales-Agudelo V, Velásquez-Mejía EP, Carmona JA, Abad JM, et al. Metformin is associated with higher relative abundance of mucin-degrading akkermansia muciniphila and several short-chain fatty acid-producing microbiota in the gut. Diabetes Care. 2017;40(1):54-62.

26. Chiovato L, Magri F, Carlé A. Hypothyroidism in context: where we've been and where we're going. Adv Ther. 2019;36(S2):47-58.

27. Taylor PN, Albrecht D, Scholz A, Gutierrez-Buey G, Lazarus JH, Dayan CM, et al. Global epidemiology of hyperthyroidism and hypothyroidism. Nat Rev Endocrinol. 2018;14(5):301-16.

28. Fröhlich E, Wahl R. Microbiota and thyroid interaction in health and disease. Trends Endocrinol Metab. 2019;30(8):479-90.

29. Virili C, Centanni M. "With a little help from my friends" – The role of microbiota in thyroid hormone metabolism and enterohepatic recycling. Mol Cell Endocrinol. 2017;458:39-43.
30. Wu Z, Tian E, Chen Y, Dong Z, Peng Q. Gut microbiota and its roles in the pathogenesis and therapy of endocrine system diseases. Microbiol Res. 2023;268:127291.
31. World Obesity Federation. World Obesity Atlas 2024. London: World Obesity Federation; 2024.
32. Bäckhed F, Ding H, Wang T, Hooper LV, Koh GY, Nagy A, et al. The gut microbiota as an environmental factor that regulates fat storage. Proc Natl Acad Sci U S A. 2004;101(44):15718-23.
33. Ridaura VK, Faith JJ, Rey FE, Cheng J, Duncan AE, Kau AL, et al. Gut microbiota from twins discordant for obesity modulate metabolism in mice. Science. 2013;341(6150):1241214.
34. Torres-Fuentes C, Schellekens H, Dinan TG, Cryan JF. The microbiota-gut-brain axis in obesity. Lancet Gastroenterol Hepatol. 2017 Oct;2(10):747-756. doi: 10.1016/S2468-1253(17)30147-4. Epub 2017 Aug 24. PMID: 28844808.

13

Microbiota e transtorno do espectro autista

Ênio Roberto de Andrade

INTRODUÇÃO

Nos últimos 50 anos, o transtorno do espectro autista (TEA) passou de um transtorno raro e estritamente definido, com início na infância, para uma condição vitalícia e amplamente divulgada, bem defendida e muito pesquisada, reconhecida como bastante comum e muito heterogênea. A descrição das principais características do TEA não mudou substancialmente desde sua definição original. No entanto, o autismo é agora visto como um espectro que pode variar de muito leve a grave. No entanto, muitos (mas não todos) indivíduos com TEA necessitam de algum tipo de apoio ao longo da vida.[1]

O TEA é um transtorno do neurodesenvolvimento caracterizado por padrões repetitivos de comportamento e déficits na comunicação e interação social presentes desde a infância. Sua etiologia permanece inconclusiva, mas há indícios de influência genética e de fatores ambientais. Não foram estabelecidos biomarcadores confiáveis para o TEA, e o diagnóstico é feito com base em sintomas comportamentais típicos e no desempenho neurocognitivo.

Em comparação com pessoas neurotípicas, os indivíduos com TEA apresentam taxas mais altas de depressão (20 *vs.* 7%), ansiedade (11 *vs.* 5%), dificuldades de sono (13 *vs.* 5%) e epilepsia (21% com co-ocorrência de deficiência intelectual *vs.* 0,8%).[2]

Um número significativo de crianças com TEA apresenta sintomas gastrintestinais juntamente com dietas restritas e/ou comer seletivo. Nesse contexto, o eixo microbiota-intestino-cérebro apresenta papel importante, pois sintomas gastrintestinais ocorrem em cerca de 40 a 60% dos pacientes com TEA e é comumente sugerido que a microbiota intestinal tem um papel no desenvolvimento de distúrbios não apenas somáticos, mas também psiquiátricos. Alterações na microbiota podem prejudicar o desenvolvimento do indivíduo, entretanto, o significado dos micróbios individuais e de sua função ainda carece de mais estudos. O papel do eixo intestino-cérebro no TEA tem sido cada vez mais estudado e uma correlação entre os sintomas e a composição da microbiota intestinal tem sido documentada em vários trabalhos.[3,4]

O TEA é tratado e reabilitado principalmente com métodos psicossociais, enquanto tratamentos farmacológicos podem ser usados para tratar alguns sintomas comportamentais.[3,4]

Embora a relação entre a disbiose e o TEA seja descrita na literatura, alguns tópicos ainda permanecem em aberto, como a interferência de tratamentos com antimicrobianos, probióticos e transplante de microbiota fecal na melhora comportamental, além do papel da microbiota fúngica nessas condições.[3]

A microbiota intestinal humana é um ecossistema complexo, composto por trilhões de microrganismos. A composição pode ser afetada por dieta, metabolismo, idade, geografia, estresse, estações do ano, temperatura, sono e medicamentos. A crescente evidência sobre a existência de uma correlação estreita e bidirecional entre a microbiota intestinal e o cérebro indica que o desequilíbrio intestinal pode desempenhar um papel vital no desenvolvimento, nas funções e nos distúrbios do sistema nervoso central. Os mecanismos de interação entre a microbiota intestinal na atividade neuronal são amplamente discutidos. Várias vias potenciais estão envolvidas com o eixo microbiota-intestino-cérebro, incluindo nervo vago, vias endócrinas, imunológicas e bioquímicas. A Figura 1 ilustra bem essa interação microbiota-intestino-cérebro. A disbiose intestinal tem sido associada a distúrbios neurológicos de diferentes maneiras que envolvem ativação do eixo hipotálamo-hipófise-adrenal, desequilíbrio na liberação de neurotransmissores, inflamação sistêmica e aumento da permeabilidade das barreiras intestinal e hematoencefálica. Compreender a importância de diagnosticar, prevenir e tratar a disbiose é fundamental, porque o desequilíbrio microbiano intestinal é um fator de risco significativo para as doenças mentais e neurológicas.[5]

Existem 100 bilhões de neurônios no cérebro humano e 500 milhões em nosso intestino. O intestino está conectado ao nosso sistema nervoso central (SNC) e influencia a função cerebral através dos nervos, da circulação sanguínea e das vias linfáticas. Outro componente essencial da interação entre o intestino e o cérebro é a microbiota intestinal. Um correto equilíbrio na composição da microbiota intestinal é vital para a saúde mental e física e para a prevenção e gestão de diversas doenças. A interação entre essas numerosas estruturas do

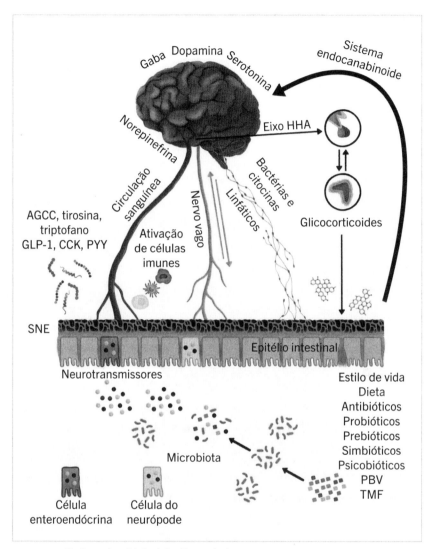

FIGURA 1 O eixo microbiota-intestino-cérebro.

AGCC: ácidos graxos de cadeia curta; CCK: colecistocinina; Gaba: ácido gama-aminobutírico; GLP-1: peptídeo semelhante a glucagon 1; HHA: hipotálamo-hipófise-adrenal; PBV: produtos bioterapêuticos vivos; PYY: peptídeo YY; SNE: sistema nervoso entérico; TMF: transplante de microbiota fecal.

Fonte: tradução de Naufel et al., 2023.[5]

cérebro e do trato gastrintestinal envolvendo a microbiota abrange o conceito do eixo microbiota-intestino-cérebro, alvo de crescente interesse clínico. A relação entre a maior prevalência de distúrbios neurológicos, psiquiátricos e do sono e alterações na microbiota intestinal está sendo explorada a fim de desvendar os mecanismos de ação dessa relação para que estratégias de tratamento possam ser desenvolvidas.[6]

Sabe-se que hábitos de vida como aumento do consumo de alimentos processados e diminuição do consumo de carboidratos complexos, frutas e vegetais alteram a composição da microbiota intestinal, levando a um quadro denominado disbiose. A disbiose intestinal é um desequilíbrio do microbioma intestinal que envolve a perda de espécies comensais e o aumento de microrganismos patogênicos. Essa desarmonia do microbioma pode alterar a disponibilidade de nutrientes, desencadear inflamação crônica, enfraquecer o sistema imunitário e causar muitos tipos de doenças, dentre elas as doenças mentais e neurológicas.[7]

A privação de sono ocorre quando um indivíduo dorme menos tempo que o necessário para descanso e manutenção da saúde. Pode causar ou levar a diversas patologias, como doenças cardiovasculares, aterosclerose, doenças coronarianas, alterações no sistema nervoso autônomo, alterações imunológicas, distúrbios metabólicos, respiratórios e gastrintestinais, alterações cognitivas, de humor, de atenção e memória e acidente vascular cerebral. Também está relacionada a aumento do apetite, resistência à insulina e aumento da obesidade.[8]

A privação ou fragmentação do sono são estressores capazes de alterar a microbiota intestinal, levando à disbiose e aumentando a permeabilidade intestinal, consequentemente aumentando a inflamação.[9]

Em modelos experimentais, observou-se que a privação do sono causa estresse oxidativo e danos às células intestinais.[10]

A diversidade do microbioma foi correlacionada com a eficiência do sono e a vigília após seu início. Há correlações positivas entre a diversidade total do microbioma e a interleucina-6 (IL-6), uma citocina previamente observada por seus efeitos no sono.[11]

Estudos demonstraram aumento na abundância de Firmicutes, relacionado à eficiência do sono, e redução na quantidade de Bacteroidetes na microbiota intestinal em indivíduos privados de sono. Essa alteração está associada a indivíduos obesos e pode explicar por que indivíduos privados de sono tendem a ganhar peso.[11]

Outro distúrbio associado à diminuição do tempo de sono é a insônia. A diversidade bacteriana reduzida pode estar relacionada a insônia aguda e crônica. Pacientes com a doença apresentaram diminuição de microrganismos anaeróbios. Há alteração na estrutura do microbioma de pacientes com insônia crônica, podendo haver diminuição de microrganismos produtores de butirato e consequente aumento de marcadores inflamatórios. Houve também um aumento do gênero *Blautia* e uma redução de *Faecalibacterium*, o que poderia estar associado a alterações inflamatórias e doenças neuropsicológicas, incluindo diabetes e distúrbios gastrintestinais.[12] Observa-se também que pacientes privados de sono podem apresentar diminuição dos níveis de melatonina no cólon e nas fezes.[13]

RITMO CIRCADIANO E MICROBIOTA INTESTINAL

O corpo humano segue o ritmo circadiano por cerca de 24 horas. O ritmo circadiano do período sono-vigília observa padrões endógenos independentes de fatores externos e exógenos, como a luz do dia. A interrupção do ritmo circadiano leva a um estado pró-inflamatório e aumenta o risco de doenças cardiovasculares, diabetes e síndrome metabólica, entre outras.[14]

O ritmo circadiano influencia a população de bactérias intestinais, flutuando durante o dia.[15] O horário de alimentação é um marcador importante e um impacto no ritmo; quando o primeiro muda, o mesmo acontece com o último. Com a interrupção do ritmo circadiano, ocorre disbiose na microbiota intestinal, e pesquisadores puderam detectar alterações na permeabilidade celular e nas respostas inflamatórias e imunológicas.[16]

A microbiota intestinal de pacientes com epilepsia também foi estudada. Como mostrado em outros distúrbios neurológicos, parece estar alterada em comparação com controles saudáveis, o que aumenta a inflamação e pode influenciar convulsões resistentes a medicamentos.[17]

Em um estudo longitudinal recente em crianças com epilepsia sem tratamento prévio, os investigadores observaram que o microbioma intestinal desses pacientes tinha uma abundância aumentada de *Akkermansia* spp. e Proteobacteria e uma diminuição do número de *Faecalibacterium* spp., sugerindo que a disbiose e a taxonomia podem ocorrer no intestino de pacientes com epilepsia.[18]

A disbiose intestinal também pode estar relacionada a sintomas de depressão, afetando o metabolismo do triptofano e o sistema serotoninérgico. O triptofano (um aminoácido essencial) é o precursor exclusivo da serotonina, e a microbiota intestinal humana tem um papel crucial na regulação de seu metabolismo.[19] Além disso, o trato gastrintestinal contém altos níveis de 5-hidroxitriptamina (5-HT), e estudos sugerem que as células epiteliais enterocromafins (ECC) são responsáveis por 90% da secreção de 5-HT, enquanto apenas 10% permanecem no sistema nervoso entérico.[20] Bactérias, como *Escherichia, Streptococcus, Enterococcus*, além do fungo *Candida*, são alguns microrganismos intestinais capazes de produzir serotonina.[21] As funções cerebrais podem ser afetadas pela disbiose intestinal, pois os microrganismos intestinais influenciam não apenas a síntese/metabolismo da serotonina, mas também a síntese de outros neurotransmissores.[22]

A correlação entre os sintomas de ansiedade e a alteração da diversidade e complexidade da microbiota intestinal tem sido extensivamente documentada. Os fatores implicados nessa correlação são devidos ao papel da microbiota intestinal e dos sinais mútuos do cérebro, incluindo sistemas de neurotransmissores e fatores imunológicos. Os mecanismos responsáveis pela estreita relação entre disbiose intestinal e ansiedade são semelhantes aos que se correlacionam com o desequilíbrio da microbiota intestinal e a depressão. A ativação do eixo hipotálamo-hipófise-adrenal é a protagonista dos sintomas de estresse e ansiedade ao ativar e liberar o hormônio adrenocorticotrófico (ACTH), que estimula a produção de glicocorticoides (p. ex., cortisol) na corrente sanguínea.[23] O desequilíbrio da microbiota intestinal leva à ativação do eixo HPA, que provoca alterações do estado mental e transtornos mentais como a ansiedade.[24]

É bem conhecido que os neurotransmissores, incluindo a serotonina, a dopamina e o ácido gama-aminobutírico (Gaba), estão ligados aos transtornos de ansiedade, e foi demonstrado que a microbiota intestinal altera todas essas modulações dos neurotransmissores no cérebro. Há evidências crescentes indicando que esse comprometimento desencadeado pela disbiose também pode explicar a relação da microbiota intestinal com o transtorno de ansiedade.[25]

Em metanálise recente, investigadores observaram que quantidades reduzidas de *Streptococcus* e *Bifidobacterium* estavam associadas ao diagnóstico de TEA. Em contraste, outra metanálise descobriu que pessoas com TEA apresentam uma microbiota intestinal com aumento da concentração de *Bacteroides* e *Clostridium* e diminuição da quantidade de filos Bacteroidetes, Firmicutes e Proteobacteria.[26]

Observou-se, quanto às bactérias, aumento da razão Firmicutes/Bacteroidetes, com significativa redução de Bacteroidetes e elevação nos níveis dos gêneros *Collinsella* e *Desulfovibrio*. Em relação aos fungos, a proporção de leveduras do gênero *Candida* em crianças com TEA é duas vezes maior que nas crianças com desenvolvimento típico, e anticorpos anti-*Candida albicans* foram mais encontrados no plasma de crianças com TEA (36,5%) do que no do grupo controle (14,3%). Para as amostras fecais, constatou-se: maior presença de *Lactobacillus* spp. (68,8%) no grupo controle em relação ao grupo com TEA (27,7%); presença de leucócitos (14,9%) e leveduras (40,4%) no grupo com autismo e ausência deles no grupo controle; e abundância de *Clostridium perfringens* entre autistas (64,9%) em comparação aos neurotípicos (19,4%).[3]

CONSIDERAÇÕES FINAIS

As evidências crescentes sobre a existência de uma correlação estreita e bidirecional entre a microbiota intestinal e o cérebro indicam que a disbiose desempenha um papel essencial no desenvolvimento, função e distúrbios do SNC. Embora ainda sejam necessários mais estudos, parece que evitar a disbiose é essencial para prevenir transtornos psiquiátricos, dentre eles o TEA e suas comorbidades. Além disso, o uso de probióticos por pacientes com doenças psiquiátricas é seguro na maioria dos casos. Parece que há questões importantes a serem elucidadas, como já exposto. Indivíduos com TEA apresentam taxas mais altas de depressão, ansiedade, dificuldades de sono e epilepsia; estas são causas ou consequências da disbiose? Estudos apontam que os probióticos e prebióticos poderão ser adjuvantes na prevenção e tratamento do TEA.

REFERÊNCIAS

1. Lord C, Elsabbagh M, Baird G, Veenstra-Vanderweele J. Autism spectrum disorder. Lancet. 2018;392(10146):508-20. Disponível em: https://doi.org/10.1016/S0140-6736(18)31129-2. Acesso em: 19 jun. 2024.
2. Hirota T, King BH. Autism spectrum disorder: a review. JAMA. 2023;329(2). Disponível em: https://doi.org/10.1001/jama.2022.23661. Acesso em: 19 jun. 2024.
3. Albuquerque JB, Martins DR, Martins OC, Gomes VMDO, Borges FM. Transtorno do espectro autista e alteração da microbiota intestinal. Revista Multidisciplinar em Saúde. 2021;2(2). Disponível em: https://doi.org/10.51161/rems/1170. Acesso em: 19 jun. 2024.
4. Korteniemi J, Karlsson L, Aatsinki A. Systematic review: autism spectrum disorder and the gut microbiota. Acta Psychiatr Scand. 2023;148(3). Disponível em: https://doi.org/10.1111/acps.13587. Acesso em: 19 jun. 2024.
5. Naufel MF, Truzzi GM, Ferreira CM, Coelho FMS. The brain-gut-microbiota axis in the treatment of neurologic and psychiatric disorders. Arq Neuropsiquiatr. 2023;81(7). Disponível em: https://doi.org/10.1055/s-0043-1767818. Acesso em: 19 jun. 2024.
6. Eckburg PB, Bik EM, Bernstein CN, Purdom E, Dethlefsen L, Sargent M, et al. Microbiology: diversity of the human intestinal microbial flora. Science. 2005;308(5728). Disponível em: https://doi.org/10.1126/science.1110591. Acesso em: 19 jun. 2024.

7. Toor D, Wasson MK, Kumar P, Karthikeyan G, Kaushik NK, Goel C, et al. Dysbiosis disrupts gut immune homeostasis and promotes gastric diseases. Int J Mol Sci. 2019;20(10). Disponível em: https://doi.org/10.3390/ijms20102432. Acesso em: 19 jun. 2024.

8. Liew SC, Aung T. Sleep deprivation and its association with diseases: a review. Sleep Med. 2021;77. Disponível em: https://doi.org/10.1016/j.sleep.2020.07.048. Acesso em: 19 jun. 2024.

9. Wang Z, Chen WH, Li SX, He ZM, Zhu WL, Ji YB, et al. Gut microbiota modulates the inflammatory response and cognitive impairment induced by sleep deprivation. Mol Psychiatry. 2021;26(11). Disponível em: https://doi.org/10.1038/s41380-021-01113-1. Acesso em: 19 jun. 2024.

10. Karl PJ, Hatch AM, Arcidiacono SM, Pearce SC, Pantoja-Feliciano IG, Doherty LA, Soares JW. Effects of psychological, environmental and physical stressors on the gut microbiota. Front Microbiol. 2018;9. Disponível em: https://doi.org/10.3389/fmicb.2018.02013. Acesso em: 19 jun. 2024.

11. Smith RP, Easson C, Lyle SM, Kapoor R, Donnelly CP, Davidson EJ, et al. Gut microbiome diversity is associated with sleep physiology in humans. PLoS One. 2019;14(10). Disponível em: https://doi.org/10.1371/journal.pone.0222394. Acesso em: 19 jun. 2024.

12. Li Y, Zhang B, Zhou Y, Wang D, Liu X, Li L, et al. Gut microbiota changes and their relationship with inflammation in patients with acute and chronic insomnia. Nat Sci Sleep. 2020;12. Disponível em: https://doi.org/10.2147/NSS.S271927. Acesso em: 19 jun. 2024.

13. Park YS, Kim SH, Park JW, Kho Y, Seok PR, Shin JH, et al. Melatonin in the colon modulates intestinal microbiota in response to stress and sleep deprivation. Intest Res. 2020;18(3). Disponível em: https://doi.org/10.5217/IR.2019.00093. Acesso em: 19 jun. 2024.

14. Hernández-García J, Navas-Carrillo D, Orenes-Piñero E. Alterations of circadian rhythms and their impact on obesity, metabolic syndrome and cardiovascular diseases. Crit Rev Food Sci Nutr. 2020;60(6). Disponível em: https://doi.org/10.1080/10408398.2018.1556579. Acesso em: 19 jun. 2024.

15. Voigt RM, Forsyth CB, Green SJ, Engen PA, Keshavarzian A. Circadian rhythm and the gut microbiome. Int Rev Neurobiol. 2016;131. Disponível em: https://doi.org/10.1016/bs.irn.2016.07.002. Acesso em: 19 jun. 2024.

16. Parekh PJ, Oldfield EC, Johnson DA. The effects of sleep on the commensal microbiota. J Clin Gastroenterol. 2018;52(3). Disponível em: https://doi.org/10.1097/MCG.0000000000000965. Acesso em: 19 jun. 2024.

17. Dahlin M, Prast-Nielsen S. The gut microbiome and epilepsy. EBioMedicine. 2019;44. Disponível em: https://doi.org/10.1016/j.ebiom.2019.05.024. Acesso em: 19 jun. 2024.

18. Ceccarani C, Viganò I, Ottaviano E, Redaelli MG, Severgnini M, Vignoli A, Borghi E. Is gut microbiota a key player in epilepsy onset? A longitudinal study in drug-

-naive children. Front Cell Infect Microbiol. 2021;11. Disponível em: https://doi.org/10.3389/fcimb.2021.749509. Acesso em: 19 jun. 2024.

19. Waclawiková B, El Aidy S. Role of microbiota and tryptophan metabolites in the remote effect of intestinal inflammation on brain and depression. Pharmaceuticals. 2018;11(3). Disponível em: https://doi.org/10.3390/ph11030063. Acesso em: 19 jun. 2024.

20. Kim DY, Camilleri M. Serotonin: a mediator of the brain-gut connection. Am J Gastroenterol. 2000;95(10). Disponível em: https://doi.org/10.1111/j.1572-0241.2000.03177.x. Acesso em: 19 jun. 2024.

21. Strandwitz P. Neurotransmitter modulation by the gut microbiota. Brain Res. 2018;1693. Disponível em: https://doi.org/10.1016/j.brainres.2018.03.015. Acesso em: 19 jun. 2024.

22. Bravo JA, Forsythe P, Chew MV, Escaravage E, Savignac HM, Dinan TG, et al. Ingestion of Lactobacillus strain regulates emotional behavior and central GABA receptor expression in a mouse via the vagus nerve. Proc Natl Acad Sci U S A. 2011;108(38). Disponível em: https://doi.org/10.1073/pnas.1102999108. Acesso em: 19 jun. 2024.

23. Faravelli C. Childhood stressful events, HPA axis and anxiety disorders. World J Psychiatry. 2012;2(1). Disponível em: https://doi.org/10.5498/wjp.v2.i1.13. Acesso em: 19 jun. 2024.

24. Huo R, Zeng B, Zeng L, Cheng K, Li B, Luo Y, et al. Microbiota modulate anxiety-like behavior and endocrine abnormalities in hypothalamic-pituitary-adrenal axis. Front Cell Infect Microbiol. 2017;7. Disponível em: https://doi.org/10.3389/fcimb.2017.00489. Acesso em: 19 jun. 2024.

25. O'Mahony SM, Clarke G, Borre YE, Dinan TG, Cryan JF. Serotonin, tryptophan metabolism and the brain-gut-microbiome axis. Behav Brain Res. 2015;277. Disponível em: https://doi.org/10.1016/j.bbr.2014.07.027. Acesso em: 19 jun. 2024.

26. De Waele E, Malbrain MLNG, Spapen H. Nutrition in sepsis: a bench-to-bedside review. Nutrients. 2020;12(2). Disponível em: https://doi.org/10.3390/nu12020395. Acesso em: 19 jun. 2024.

SEÇÃO III

Microbiota, alimentação e alterações

14

A importância da alimentação no eixo intestino-cérebro

Adriana Trejger Kachani
Renata David Kitade

TRANSIÇÃO NUTRICIONAL

Um fenômeno chamado "transição nutricional" tem sido descrito como o grande responsável pelas doenças crônicas degenerativas que se tornaram uma epidemia nas últimas décadas, como obesidade, diabetes melito e doenças cardiovasculares. Esse fenômeno diz respeito ao deslocamento alimentar ocorrido a partir da década de 1960, de uma alimentação saudável, caseira, oriunda de produtores locais, para uma alimentação industrializada e cheia de *fast-food*. Nas áreas rurais, as terras onde se deveria cultivar o alimento familiar começam a ser arrendadas para o cultivo de monoculturas destinadas às *commodities*. Nas zonas urbanas, a mulher passa a trabalhar fora de casa e, com a dupla jornada de trabalho, não tem o mesmo tempo disponível para cozinhar. Paralelamente, a indústria de alimentos se estabelece na América Latina, trazendo mais empregos, oferta de trabalho e alimentos prontos, práticos para a mulher que passou o dia na rua, trabalhando.

No Brasil, os mercados se popularizam, a publicidade se especializa e, com o trabalho feminino, a família tem maior poder aquisitivo, ou seja, tudo favorece a compra de alimentos prontos, agora disponíveis nos mercados. Nesse contexto, a propaganda deslumbra a dona de casa com a promessa de uma vida mais glamourosa. Beber um refrigerante, oferecer leite em pó aos bebês (entre tantos outros exemplos) se transformam em parâmetro de *status* e sinal de poder. Com a disseminação desses produtos, eles barateiam e ficam acessíveis também ao pequeno produtor rural, que não tem mais terras para seu plantio familiar.[1]

Hoje, mesmo entre indivíduos esclarecidos e convictos da necessidade de manter uma dieta multivariada e caseira, a prática está cada vez mais difícil de ser seguida. Em regiões rurais, os supermercados substituíram os pequenos armazéns, com produtos industrializados e mais práticos para o dia a dia. Antigamente, as pessoas se alimentavam em casa, com a família; atualmente, por vários motivos, comem na rua, de forma rápida e estressante. Essa pressa, evidentemente, afeta a escolha de refeições do tipo *fast-food*, principalmente no caso de refeições levadas para o trabalho, que devem ser não perecíveis, com baixo custo e de preparo rápido – tudo o que os produtos industrializados prometem. Na correria, muitas vezes o café da manhã e lanches intermediários são "pulados". Todas essas alterações vão modificando os hábitos, que se adaptam a novas situações, desvirtuando os princípios fundamentais da boa nutrição.[2] Essa nova forma de se alimentar é hoje conhecida como "dieta ocidental" (*Western diet*).

Se antes o maior problema de saúde pública era a desnutrição, hoje a "fome oculta", encontrada em indivíduos cada vez mais acima do peso, é a grande preocupação dos profissionais da saúde. Como se não bastasse, a alimentação decorrente da transição nutricional, com todos os seus aditivos alimentares, como corantes, aromatizantes e conservantes, entre outros, tem um impacto direto na microbiota, causando o desequilíbrio conhecido como *leaky gut* e inflamação sistêmica. O mesmo ocorre para os poluentes orgânicos persistentes (POP) descartados no meio ambiente e todos os agrotóxicos necessários às monoculturas.

ALIMENTAÇÃO E MICROBIOTA

Apesar de a microbiota intestinal ser influenciada por uma gama de fatores, acredita-se que a dieta seja um dos principais fatores modificáveis do eixo intestino-cérebro. Estima-se que a dieta tenha 57% de impacto sobre a microbiota *versus* 12% do impacto da genética.[3] Sabe-se hoje que a dieta ocidental, rica em alimentos industrializados, pode comprometer a permeabilidade intestinal. Alimentos industrializados contêm aditivos químicos, açúcar em excesso, agrotóxicos e metais pesados, que, somados à pouca ingestão de água e a muito consumo alcoólico, desequilibram os microrganismos do microbioma, causando impacto na inflamação intestinal e sistêmica (Figura 1).

Alguns pontos são fundamentais dentro da alimentação para o desenvolvimento de uma microbiota saudável:

- **Fibras:** são carboidratos não digeríveis, intrínsecos nas plantas. São diferentes quimicamente, de acordo com sua estrutura, solubilidade em água, viscosidade e fermentabilidade. Fibras solúveis costumam ser mais fermentativas, produzindo como metabólito ácidos graxos de cadeia curta (AGCC), em especial o butirato, considerados prebióticos, ou seja, componentes alimentares capazes de induzir o crescimento de microrganismos benéficos ao hospedeiro. Como se não bastasse, os AGCC aumentam o número de interleucina-10 (IL-10) e células T, diminuindo a inflamação sistêmica e promovendo a integridade intestinal, ao evitar a translocação de lipopolissacarídeos (LPS), que são resíduos de bactérias Gram-negativas.[4,5]
- **Gorduras da dieta:** a quantidade e o tipo de gorduras da dieta também podem comprometer a microbiota. Sabe-se que gorduras saturadas e trans diminuem a quantidade de *Lactobacillus* e aumentam a quantidade de bactérias Gram-negativas. Paralelamente, essas gorduras causam o desequilíbrio entre ácidos graxos poli-insaturados (AGPI) ômega-6 e ômega-3, acarretando impacto na inflamação intestinal e sistêmica.[6] Os AGPI reduzem a inflamação e melhoram a barreira intestinal, especialmente o ômega-3, ao modular a microbiota e o sistema imunológico.
- **Proteína animal:** outro ponto importante no cuidado com a microbiota é a quantidade de proteína animal. Sabe-se que ela estimula o crescimento de bactérias Gram-negativas, como *Bacteriodes* spp., *Alistipes*, *Bilophila* e *Ruminococcus*.[3,7] Também tem a capacidade de alterar a microbiota intestinal, pois aumenta a quantidade de lipopolissacarídeos (LPS), que, ao se depararem com a permeabilidade intestinal, entram para a corrente sanguínea e causam inflamação.[5]
- **Fitoquímicos, em especial polifenóis e flavonoides:** fitoquímicos são compostos bioativos presentes em plantas sem agrotóxicos, que têm demonstrado modular positivamente a microbiota, principalmente auxiliando na produção de AGCC e na redução de LPS.[5]
- **Probióticos:** microrganismos vivos que, quando administrados em quantidades adequadas, conferem benefícios à saúde do hospedeiro. Os probióticos, ao melhorar a diversidade bacteriana intestinal, são capazes de reduzir a inflamação local e sistêmica, restaurar a função de barreira epitelial e potencialmente aliviar sintomas decorrentes da imunoativação e do aumento da inflamação. O uso de drogas e de medicamentos psiquiátricos pode alterar a permeabilidade intestinal, e o uso de probióticos pode ser uma alternativa interessante para restaurá-la. Além disso, sugere-se seu uso em casos nos quais há abuso de laxativos ou de drogas que provoquem diarreia ou constipação, pois alguns probióticos podem melhorar

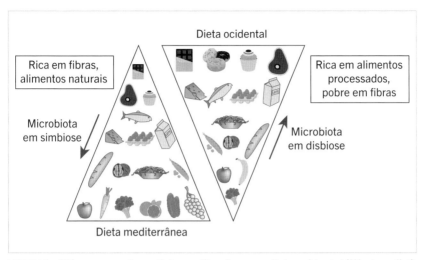

FIGURA 1 Diferenças entre a dieta mediterrânea e a dieta ocidental (*Western diet*).
Fonte: tradução de Merra et al., 2020.[4]

o equilíbrio bacteriano intestinal e, assim, colaborar para o controle da motilidade gastrintestinal.[6]

O nível de evidência da obtenção de probióticos pela alimentação (iogurte, kefir, kombucha e chucrute) é moderado-fraco. O kombucha, em particular, pode conter resíduos alcoólicos originários da fermentação ou lembrar bebidas alcoólicas por sua semelhança no sabor/apresentação; assim, sua prescrição deve ser evitada ou feita com cautela para dependentes químicos, hepatopatas e gestantes.[8] Apesar das crescentes evidências, a suplementação probiótica ainda é incerta, haja vista a dificuldade de compreender quais cepas podem ser benéficas à saúde mental. Sua prescrição deve ser individualizada e a forma de ser ministrada será discutida em outro capítulo.

A interação entre nutrição e microbiota é bastante complexa. A seguir, são apresentadas as duas dietas atualmente consideradas protetoras da microbiota e, consequentemente, da saúde mental e física de todos nós. São elas a dieta mediterrânea e a dieta *plant-based*.

Dieta mediterrânea

A dieta mediterrânea (DM) é aquela praticada ancestralmente pelos povos que habitam ao redor do mar Mediterrâneo. É considerada hoje a dieta padrão-ouro quando se pensa em uma alimentação equilibrada e saudável

(Figura 2). É caracterizada pelo consumo abundante de alimentos de origem vegetal, azeite de oliva extravirgem (AOEV) e peixes. Nesse contexto, o AOEV é a principal fonte de gordura e os peixes, a principal fonte de proteína. A DM também propõe moderação no consumo de produtos lácteos e o raro consumo de carne vermelha, açúcar refinado e farinha de trigo. Todas essas diretrizes têm demonstrado influenciar positivamente a diversidade da microbiota intestinal.[4,9,10]

O azeite de oliva é um óleo monoinsaturado que, além de oferecer benefícios significativos para a saúde cardiovascular, contém compostos fenólicos, como hidroxitirosol e tirosol, que proporcionam propriedades antioxidantes e anti-inflamatórias importantes para a microbiota. Seus polifenóis têm também propriedades bactericidas significativas, especialmente contra as cepas resistentes ao *Helicobacter pylori*, sugerindo um potencial papel preventivo contra úlceras e câncer gástricos. Além disso, o AOEV modula a resposta imunológica, demonstrando sua capacidade de influenciar a mucosa intestinal.[4,11]

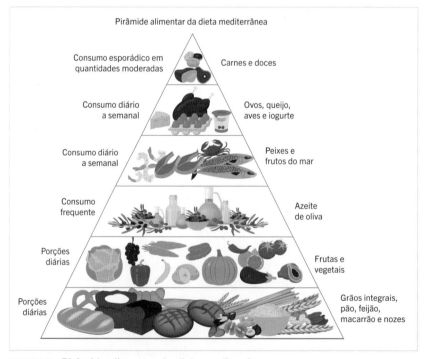

FIGURA 2 Pirâmide alimentar da dieta mediterrânea.
Fonte: adaptação das autoras.

Outro ponto em destaque na DM é a quantidade de fibras. Sua presença é significativamente maior do que na dieta típica ocidental e ao fermentarem, como já explicado, produzem AGCC, o que favorece o crescimento de bactérias benéficas. Essa fermentação da fibra no cólon não apenas melhora a composição da microbiota, mas também desempenha papel crucial na regulação do sistema imunológico, da pressão sanguínea e do metabolismo de glicose e lipídios.[4]

A DM também preza o consumo de alimentos sazonais e locais. Alimentos sazonais garantem frescor e qualidade, sem a necessidade do uso de agrotóxicos. Alimentos sem agrotóxicos são ricos em compostos bioativos, um dos pilares da microbiota saudável. O fato de serem produtos locais contribui para a sustentabilidade da agricultura regional, além de não necessitarem de transporte excessivo até o ponto de venda, preservando mais sua qualidade.[9,10]

Dieta *plant-based*

Em tradução literal, *plant-based diet* (DPB) seria dieta baseada em plantas e, ao contrário do que possa sugerir, não é uma dieta vegana, restrita a alimentos vegetais. É uma dieta focada na ingestão de alimentos naturais, orgânicos e integrais, e que pode incluir moderadamente alimentos de fonte animal, mas que exclui alimentos industrializados ricos em conservantes, corantes, aromatizantes e outros aditivos. Da mesma forma que a DM, essa dieta estimula o consumo de alimentos locais, vendidos diretamente do produtor ou por meio de cooperativas. São sempre alimentos orgânicos, sem agrotóxicos e que respeitam o ecossistema da região. A ausência de agrotóxicos permite que o alimento produza suas próprias defesas naturalmente, ou seja, esses alimentos são ricos em compostos bioativos.[7,9]

A DPB também é rica em fibras, ou seja, em AGCC, importantes para a sobrevivência de bactérias Gram-positivas no intestino. Por consistir em uma dieta mais vegetal, o pH intestinal se mantém mais baixo, inibindo o crescimento de bactérias patógenas como *Escherichia coli* e Enterobacteriaceae.

Alguns trabalhos também têm demonstrado que dietas ricas em proteína animal são capazes de aumentar a quantidade de certas bactérias Gram-negativas na microbiota, como *Bacteroides*, *Alistipes*, *Bilophila* e *Ruminococcus*.[7] Paralelamente, a microbiota possui bactérias comensais putrefativas que consomem o excesso de proteínas de uma dieta hiperproteica e produzem gases com odor fétido. A DPB possui naturalmente menos proteínas, evitando que haja esse desequilíbrio na microbiota.

CONSIDERAÇÕES FINAIS

O papel da alimentação no crescimento e na manutenção de uma microbiota saudável tem sido muito discutido na literatura científica. Comparadas à dieta ocidental, as dietas mediterrânea e *plant-based* apresentam claros benefícios para o microbioma, uma vez que são ricas em frutas, vegetais, peixes, grãos integrais e azeite, entre outros alimentos fonte de fibras, ácidos graxos essenciais e vitaminas fundamentais para uma microbiota desejável. Porém, muitas vezes, além de uma alimentação mais natural e menos industrializada, pacientes psiquiátricos podem se beneficiar da suplementação de probióticos ou de algum nutriente para melhorar as condições do eixo intestino-cérebro – no entanto, isso vai depender de fatores individuais.

REFERÊNCIAS

1. Ablard J. Framing the Latin American nutrition transition in a historical perspective, 1850 to the present. Hist Saúde Cienc. 2021;28(1):233-53.
2. De Angelis RC. Importância de alimentos vegetais na proteção da saúde: fisiologia da nutrição protetora e preventiva de enfermidades degenerativas. São Paulo: Atheneu; 2005. p.51-4.
3. Tomasello G, Mazzola M, Leone A, Sinagra E, Zummo G, Farina F, et al. Nutrition, oxidative stress and intestinal dysbiosis: influence of diet on gut microbiota in inflammatory bowel diseases. Biomed Pap Med Univ Palacky Olomouc Czech Repub. 2016;160(4):461-6.
4. Merra G, Noce A, Marrone G, Cintoni M, Tarsitano MG, Capacci A, De Lorenzo A. Influence of Mediterranean diet on human gut microbiota. Nutrients. 2020;13(1):7.
5. Bean A, Clinger E, Hao L. Effect of diet and dietary components on the composition of the gut microbiota. Nutrients. 2021;13:2795.
6. Daskal M, Quaresma MVLS. Eixo intestino-cérebro e alimentação. In: Kachani AT, Cordás TA. Nutrição em psiquiatria. 2.ed. Santana de Parnaíba: Manole; 2021. p.138-49.
7. Singh RK, Chang HW, Yan D, Lee KM, Ucmak D, Wong K, et al. Influence of diet on the gut microbiome and implications for human health. J Transl Med. 2017;15(1):73.
8. Kapp JM, Sumner W. Kombucha: a systematic review of the empirical evidence of human health benefit. Ann Epidemiol. 2019;30:66-70.
9. Craig WJ, Mangels AR, Fresán U, Marsh K, Miles FL, Saunders AV, et al. The safe and effective use of plant-based diets with guidelines for health professionals. Nutrients. 2021;13(11):4144.
10. García-Montero C, Fraile-Martínez O, Gómez-Lahoz AM, Pekarek L, Castellanos AJ, Noguerales-Fraguas F, et al. Nutritional components in western diet versus Mediter-

ranean diet at the gut microbiota-immune system interplay. Implications for health and disease. Nutrients. 2021;13(2):699.

11. Trovão RP, Silva RMR. Azeite de oliva e suas propriedades funcionais: uma revisão bibliográfica. Br J Development. 2022. Disponível em: https://ojs.brazilianjournals.com.br/ojs/index.php/BRJD/article/view/49050/pdf. Acesso em: 20 jun. 2024.

Probióticos e prebióticos: o estado da arte

Raquel Bedani
Marina Toscano de Oliveira
Marco Antônio Borges Scriboni Gonzalez
Katia Sivieri
Susana Marta Isay Saad

INTRODUÇÃO

Nos últimos anos, os probióticos e prebióticos têm recebido atenção crescente nas áreas científica, da saúde e da indústria alimentícia. A publicidade em torno das pesquisas sobre microbiomas tem aumentado a percepção pública dos microrganismos para além de agentes causadores de doenças que deveriam ser evitados, para uma visão mais global que integra uma compreensão dos papéis benéficos dos microrganismos na saúde humana.[1]

Os estudos utilizando o sequenciamento do 16S rRNA bacteriano mostraram que cerca de 300 a 3 mil diferentes espécies de microrganismos habitam o organismo humano, incluindo bactérias, archaea, fungos, vírus e protozoários. O número de microrganismos presentes na microbiota é similar ao número de células humanas (1:1), porém o número de genes codificados por esses microrganismos é superior ao total de genes humanos.[2] A partir dessas considerações, é plausível afirmar que o microbioma humano possui um grande potencial de influência sobre os diversos eixos fisiológicos do organismo, dada sua grande dimensão em quantidade, diversidade e carga gênica.

Inúmeros ensaios clínicos demonstraram que uma série de doenças está relacionada a mudanças na abundância relativa de um filo ou gênero microbiano. Por exemplo, obesidade ou dieta hipercalórica estão associadas à maior abundância relativa de Bacillota em relação a Bacteroidota.[3,4] Isso também ocorre em populações que seguem uma dieta típica ocidental, rica em alimentos processados, carboidratos e açúcares. Outras doenças metabólicas, como diabetes, doenças cardiometabólicas e inflamação de baixo grau relacionadas à obesidade, estão inversamente associadas à abundância de *Akkermansia muciniphila*.[5] Nesse sentido, a modulação benéfica do microbioma intestinal com consequente melhora da saúde do indivíduo e redução do risco de desenvolver doenças ao longo da vida tem se tornado uma alternativa promissora no que se refere ao uso de microrganismos probióticos e compostos prebióticos.

Adicionalmente, o interesse crescente pelo microbioma intestinal e pelas formas como ele interage com o cérebro tem levado a uma atenção significativa voltada para o possível emprego de probióticos, prebióticos, simbióticos e posbióticos no contexto de prevenção e/ou tratamento adjuvante de distúrbios neuropsiquiátricos.

Este capítulo apresentará aos leitores as definições de probióticos, prebióticos e de outros agentes bióticos, bem como seus possíveis mecanismos de ação e suas implicações na saúde humana.

MICROBIOMA INTESTINAL

O termo microbiota descreve os microrganismos vivos encontrados em um ambiente definido, como a microbiota oral e a intestinal. Microbioma se refere à coleção de genomas de todos os microrganismos do ambiente, incluindo as comunidades de microrganismos e os elementos estruturais microbianos, metabólitos e as condições ambientais. Nesse sentido, o microbioma abrange um espectro mais amplo do que o da microbiota.[6]

O estabelecimento do microbioma intestinal durante o início da vida é um processo complexo, com implicações duradouras para a saúde de um indivíduo.[7] A colonização microbiana do trato gastrintestinal (TGI) está fundamentalmente ligada à sua programação metabólica, maturação imunológica e desenvolvimento adequado.[8,9] Em condições saudáveis, a microbiota intestinal exibe estabilidade, resiliência e interação simbiótica com o hospedeiro.[6]

A definição de uma microbiota intestinal "saudável" e sua ligação com as funções fisiológicas do hospedeiro ainda é um desafio. No entanto, sabe-se que uma microbiota intestinal saudável pode ser caracterizada por uma diversidade taxonômica e riqueza genética elevadas, bem como uma microbiota central estável.[10]

A microbiota intestinal atua como um "órgão virtual", responsável pelo auxílio de diversas funções no organismo, como decomposição e armazenamento de gordura, além de modulação de funções imunológicas, endócrinas, metabólicas e neurológicas. Assim, desequilíbrios na microbiota (disbiose) podem perturbar a manutenção da homeostase do organismo, contribuindo para a etiologia de várias doenças, inclusive neurológicas e psiquiátricas.[11,12]

Estudos mostraram que a microbiota intestinal influencia na sinalização bidirecional intestino-cérebro por intermédio da síntese ou mudança no metabolismo de sinalizadores importantes, como o ácido gama-aminobutírico (Gaba), o glutamato, a noradrenalina, a dopamina, a serotonina, o triptofano e os ácidos graxos de cadeia curta (AGCC).[13] Mais de 90% da serotonina humana é sintetizada no intestino pelas células enterocromafins. A microbiota intestinal pode induzir a biossíntese de serotonina, estimulando as células enterocromafins a aumentarem a expressão da triptofano hidroxilase. Essa enzima é responsável pela catalisação da hidroxilação do triptofano em 5-hidroxitriptofano, o qual é importante na biossíntese de serotonina. Interessantemente, a microbiota intestinal também regula a concentração de serotonina cerebral.[2]

Sobre as vias neuroimunológicas, estudos pré-clínicos e clínicos levantam a hipótese de que o aumento da permeabilidade intestinal ligado a uma disfunção da barreira intestinal está associado à ativação do eixo hipotálamo-hipófise-adrenal (HHA). Essa disfunção é denominada *leaky gut* ou intestino permeável e a ativação do eixo HHA leva ao aumento dos níveis de cortisol sanguíneo, causando um estado de estresse. Nessa condição, a translocação de lipopolissacarídeos (LPS) do lúmen intestinal para o interior do tecido intestinal leva à ativação do sistema imune por intermédio de receptores do tipo Toll (TLR) e à liberação de citocinas pró-inflamatórias, como interleucina-6 (IL-6), interferon-gama (IFN-gama), fator de necrose tumoral alfa (TNF-alfa) e proteína C-reativa. O aumento dessas citocinas, por sua vez, ativa o sistema límbico, afetando a memória, a emoção e o comportamento.[13]

Tendo em vista a influência do microbioma humano e de suas alterações sobre o estado geral de saúde de um determinado indivíduo, a manipulação da microbiota intestinal empregando microrganismos probióticos e/ou substratos prebióticos específicos para beneficiar seu metabolismo, sua condição física e mental e sua saúde global vem recebendo um interesse substancial.

PROBIÓTICOS

Os probióticos são definidos como microrganismos vivos que, quando administrados em quantidades adequadas, conferem benefício à saúde do hospedeiro.[14] Para que uma cepa seja considerada probiótica, estudos clínicos devem demonstrar seus efeitos benéficos no hospedeiro-alvo. As cepas mais estudadas de microrganismos probióticos pertencem ao gênero *Bifidobacterium* spp. e à família *Lactobacillaceae* (anteriormente microrganismos classificados como *Lactobacillus* spp.).[15]

Os principais mecanismos de ação dos probióticos incluem:

- Modulação do sistema imunológico (aumento da resposta ao anticorpo, diminuição da inflamação e estímulo da fagocitose).
- Interação com a microbiota intestinal (produção de compostos anti-microbianos, *cross-feeding*, transformação de substratos e melhora da estabilidade da microbiota).
- Produção de ácidos orgânicos (lactato, propionato e acetato; redução do pH colônico; aumento da produção de butirato via *cross-feeding*).
- Resistência à colonização (competição por nutrientes e nicho).
- Melhora da função da barreira intestinal (estímulo da produção de mucina, favorece a saúde das células epiteliais).
- Interações probiótico-hospedeiro mediadas por estruturas da superfície celular (proteínas associadas à camada superficial, *pili*, proteínas de ligação a LPxTG, proteína de ligação à mucina, ligantes de receptores TLR, ácido lipoteicoico e exopolissacarídeos).
- Produção de pequenas moléculas com efeitos sistêmicos (neuroquímicos – cortisol, serotonina e Gaba; derivados do triptofano e histamina; hormônios da saciedade; ácido linoleico conjugado).
- Produção de enzimas (hidrolase de sais biliares e lactase).[16]

É importante ressaltar que uma série de fatores, tanto inerentes à formulação do produto quanto específicos do indivíduo que o consome (hospedeiro), podem determinar a atividade e a eficácia clínica de qualquer produto probiótico ou prebiótico.[1]

Quando se deseja administrar um ou mais probióticos, associados ou não a prebióticos, deve-se ter em mente a cepa ou cepas a ser(em) administrada(s). Além disso, é importante saber se a cepa ou as cepas selecionadas apresentam efeito comprovado sobre a condição específica de saúde que se almeja combater ou reduzir o risco. A comprovação de determinado efeito sobre a saúde deve, necessariamente, ser obtida com base em ensaios clínicos randomizados duplo-cegos controlados por placebo, com um número adequado de indivíduos de grupos específicos da população. Em outras palavras, se o público-alvo é de crianças de uma certa faixa etária, por exemplo, o ensaio clínico deve ser realizado com crianças da mesma faixa etária. Além disso, é importante considerar que a resposta pode ser distinta para cada indivíduo, o que requer o acompanhamento do indivíduo nas primeiras semanas de administração do probiótico ou simbiótico.

Quanto à dose correta a ser administrada, ao que se sabe, nunca foi demonstrado satisfatoriamente que qualquer cepa probiótica seja capaz de se multiplicar ou colonizar o intestino delgado nas condições fisiológicas. Adicionalmente, se a multiplicação ocorre no cólon, é incerto e pode ser cepa-dependente. Sendo assim, a concentração de probióticos na formulação a ser ingerida deve ser ajustada com base nas condições fisiológicas do TGI, na capacidade de o probiótico sobreviver no ambiente gastrintestinal e na forma de administração do probiótico, bem como no efeito benéfico esperado. Assim, a dose diária de probióticos deve ser aquela garantida até o final da vida de prateleira de um produto e que resulta em efeitos sobre a saúde demonstrados em estudos com seres humanos.[17]

Normalmente, é levada em conta a estimativa de que a quantidade total de fluido produzido no TGI de um adulto seja ao redor de 10 L e que na ingestão da dieta são adicionados por volta de 2 L. Consequentemente, para compensar o efeito da diluição, a concentração do probiótico em uma formulação deve ser de cerca de 8 a 9 log UFC (unidades formadoras de colônias) na porção do produto administrado, e o probiótico deve sobreviver ao processo digestivo.[17]

PREBIÓTICOS

Os prebióticos são substratos utilizados seletivamente por microrganismos hospedeiros, conferindo benefícios à saúde.[18] Os compostos prebióticos mais estudados atualmente são principalmente carboidratos não digeríveis (inulina, fruto-oligossacarídeos e galacto-oligossacarídeos). No entanto, essa definição permite considerar o uso de novos substratos (p. ex., ácido linoleico conjugado, ácidos graxos poli-insaturados, oligossacarídeos do leite humano, compostos fenólicos e fitoquímicos) em outras partes do organismo além do TGI, incluindo pele, cavidade oral e áreas urogenitais.[18]

A fermentação dos prebióticos pela microbiota pode resultar na produção de AGCC, incluindo acetato, butirato e propionato. Esses metabólitos despontam como um dos principais mecanismos pelos quais os prebióticos exercem seus efeitos benéficos à saúde do hospedeiro.[18] Vários mecanismos são atribuídos aos efeitos prebióticos, destacando-se a manutenção da integridade da barreira intestinal e da barreira hematoencefálica, o fornecimento de energia para as células intestinais, a regulação epigenética da síntese de neurotransmissores e a imunomodulação.[19]

Estudos pré-clínicos e clínicos sugerem que tratamentos direcionados à microbiota intestinal, utilizando diferentes cepas de probióticos e compostos prebióticos, melhoram os sintomas relacionados à ansiedade em humanos e comportamentos similares em modelos animais.[20]

A Figura 1 resume os principais mecanismos de ação dos prebióticos e dos probióticos. Os prebióticos são utilizados seletivamente pela microbiota comensal, liberando metabólitos como AGCC e ácidos orgânicos, reduzindo o pH do lúmen e aumentando, assim, a absorção de minerais, além de inibir a multiplicação de patógenos. Os produtos metabólicos dos probióticos podem estimular bactérias produtoras de butirato por mecanismo de alimentação cruzada (*cross-feeding*). Os probióticos também podem aumentar a atividade fagocítica e modular a produção de imunoglobulinas, melhorando a resposta imune e promovendo a modulação da microbiota intestinal pela competição por nutrientes e locais de adesão, além da liberação de bacteriocinas, reduzindo a resposta pró-inflamatória e potencializando as funções de barreira.[21]

SIMBIÓTICOS

Os simbióticos são definidos como uma mistura composta de microrganismos vivos e substrato(s) seletivamente utilizados pelos microrganismos do hospedeiro, que confere benefício à saúde.[22] Os microrganismos do hospedeiro que podem ser alvos do substrato contido no simbiótico incluem os microrganismos tanto autóctones (residentes ou colonizadores do hospedeiro) como alóctones (administrados externamente, como probióticos).[22]

Os simbióticos podem ser divididos em dois grupos: simbióticos complementares e simbióticos sinérgicos. Simbiótico sinérgico é um simbiótico em que o substrato é concebido para ser utilizado seletivamente pelo(s) microrganismo(s) coadministrado(s), aumentando sua funcionalidade. Simbiótico complementar é um simbiótico composto por um probiótico combinado com um prebiótico, concebido para atingir microrganismos autóctones. É importante ressaltar que os critérios mínimos para o probiótico e o prebiótico existentes devem ser atendidos para ambos os componentes para um simbiótico complementar.[22]

POSBIÓTICOS

O termo posbiótico é cada vez mais encontrado na literatura científica e em produtos comerciais. No entanto, em muitos casos, é utilizado de maneira inadequada. A definição atualmente aceita considera o posbiótico uma prepa-

156 Microbiota e o eixo intestino-cérebro

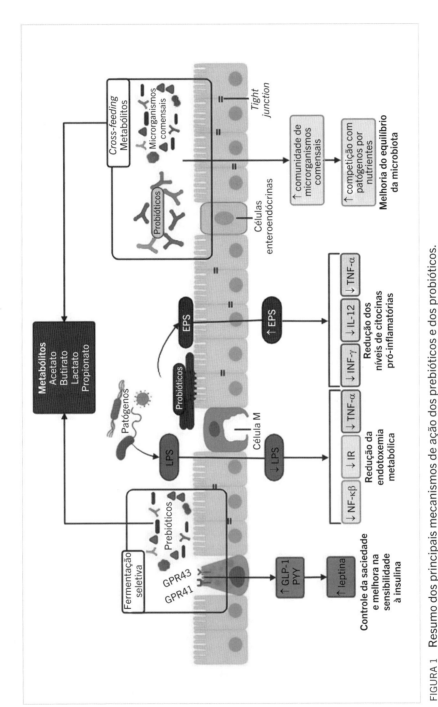

FIGURA 1 Resumo dos principais mecanismos de ação dos prebióticos e dos probióticos.
EPS: exopolissacarídeos; GLP-1: peptídeo-1 semelhante ao glucagon; GPR41: receptor acoplado à proteína G 41; GPR43: receptor acoplado à proteína G 43; INF-γ: interferon-gama; IL-12: interleucina-12; IR: resistência à insulina; LPS: lipopolissacarídeos; NF-κβ: fator nuclear kappa B; PYY: peptídeo YY; TNF-α: fator de necrose tumoral alfa.
Fonte: elaboração das autoras.

ração de microrganismos mortos e/ou seus componentes que conferem um benefício à saúde do hospedeiro. Nesse sentido, os posbióticos devem conter células microbianas deliberadamente inativadas ou componentes celulares, com ou sem metabólitos, que contribuam para os benefícios observados à saúde. É importante mencionar que metabólitos microbianos purificados e vacinas não podem ser considerados posbióticos. Além disso, o posbiótico não precisa ser derivado de um probiótico para que sua versão seja aceita, e seus efeitos benéficos à saúde devem ser confirmados no hospedeiro-alvo (espécie e subpopulação).[23]

Alguns critérios precisam ser respeitados para que uma preparação seja qualificada como posbiótica. Dentre eles, destacam-se: caracterização molecular dos microrganismos de origem para permitir a identificação precisa e a triagem de potenciais genes relacionados à segurança; descrição detalhada do processo de inativação e da matriz; confirmação de que a inativação ocorreu; evidência de um benefício para a saúde do hospedeiro a partir de um ensaio controlado e de alta qualidade; descrição detalhada da composição da preparação posbiótica; avaliação da segurança da preparação posbiótica no hospedeiro-alvo para o uso pretendido.[23]

Em linhas gerais, os mecanismos de ação envolvidos nos efeitos benéficos dos posbióticos incluem: modulação da microbiota residente; aumento das funções da barreira epitelial; modulação das respostas imunes local e sistêmica; sinalização sistêmica via sistema nervoso.[23]

PSICOBIÓTICOS

Diversos estudos apontam para os efeitos benéficos dos psicobióticos à saúde mental dos hospedeiros. Em 2013, Dinan et al.[24] foram os primeiros a definir psicobióticos como probióticos que, quando ingeridos em quantidades adequadas, proporcionam benefícios à saúde de pacientes que sofrem de doença neuropsiquiátrica. Seria uma classe especial de probióticos que apresenta benefícios à saúde mental dos indivíduos.[25] No entanto, as pesquisas com psicobióticos avançaram ao longo dos anos e a definição foi expandida; atualmente, os psicobióticos podem incluir uma gama de substâncias que afetam o eixo intestino-cérebro, incluindo probióticos, prebióticos, simbióticos e posbióticos.[26]

Já se sabe que existem determinadas espécies e, principalmente, cepas bacterianas específicas capazes de produzir neurotransmissores, incluindo serotonina, norepinefrina, acetilcolina e ácido gama-aminobutírico (Gaba). Como exemplos, são citadas determinadas cepas dos seguintes microrganismos: *Lactobacillus acidophilus, Lactobacillus casei, Lactobacillus brevis, Bifidobacterium infantis, Bifidobacterium longum, Bifidobacterium bifidum, Escherichia, Bacillus, Saccharomyces, Streptococcus* e *Enterococcus*.[27] A produção de moléculas neuroativas seria o primeiro mecanismo de ação sugerido dos psicobióticos. Embora a maioria dessas moléculas possivelmente não atravesse a barreira hematoencefálica, elas podem ser sinalizadoras importantes, responsáveis pela melhora de sintomas relacionados a doenças mentais.

Outro possível mecanismo de ação dos psicobióticos estaria relacionado à produção de AGCC. Assim, os psicobióticos atuariam de forma central, tanto por meio de sinalização via receptores acoplados à proteína G como pela modulação epigenética que eles são capazes de fazer, por meio da histona deacetilase.[28] Essa modulação epigenética ativaria ou desativaria genes fundamentais no processo de melhora de sintomas específicos. Diversos estudos têm apontado para os efeitos benéficos de bactérias produtoras de AGCC em desordens neuropsiquiátricas. Nesse sentido, essas bactérias podem ser consideradas candidatas a potenciais psicobióticos.[25]

Uma terceira maneira pela qual os psicobióticos parecem atuar no cérebro é exercendo efeitos sobre o circuito do estresse, comandado pelo eixo hipotálamo-hipofisário-adrenal (HPA). O HPA se mostra hiperativado nos quadros neuropsiquiátricos, tendo papel central na gênese de diversos sintomas. A microbiota intestinal é um fator crítico na regulação desse eixo, reduzindo o cortisol, produto hormonal do estresse.[29]

Os psicobióticos atuam de forma anti-inflamatória no cérebro. Sabe-se que a exposição crônica a citocinas inflamatórias pode reduzir a produção de neurotransmissores, levando, ainda, à produção de compostos neurotóxicos quando a via das indolaminas é ativada. Os psicobióticos são capazes de regular a resposta do organismo à inflamação, reduzindo a produção de citocinas, enquanto estimulam a liberação da citocina anti-inflamatória interleucina-10 (IL-10).[30] Outra hipótese de mecanismo de ação é a influência dos psicobióticos nos níveis glicêmicos e de micronutrientes como o magnésio, que, por sua vez, teria papel regulador no humor.[31]

Em linhas gerais, as intervenções com psicobióticos podem ter potencial terapêutico para certos distúrbios neurológicos e psiquiátricos. No entanto, a eficácia dessas intervenções não é universal e depende de diversos fatores, que incluem: o método de administração, o momento da intervenção, o número e o tipo específico das cepas microbianas utilizadas e o estado fisiológico do hospedeiro.[32]

EFEITOS NA SAÚDE HUMANA

Há poucas evidências de que os probióticos tenham um impacto substancial sobre a estrutura global das comunidades microbianas de indivíduos saudáveis, além do aumento transitório da cepa sendo consumida. Adicionalmente, cepas probióticas raramente persistem por mais de duas semanas após o consumo. Apesar disso, benefícios à saúde são substanciados por evidências clínicas, o que sugere que efeitos benéficos dos probióticos advêm sem necessidade de colonização do TGI ou alteração subsequente da composição da microbiota.[17]

No caso de doenças envolvendo a disfunção da barreira intestinal, várias cepas probióticas mostraram potencial para estimular as funções da barreira epitelial e de muco, protegendo o hospedeiro contra patógenos entéricos. Quanto às doenças inflamatórias intestinais, é possível que os probióticos sejam efetivos. Entretanto, não se conhece a cepa ou combinação de cepas efetivas nesse caso. Para a síndrome do intestino irritável, são necessários mais estudos levando em conta o eixo intestino-cérebro para encontrar opções terapêuticas, no sentido de melhorar certos aspectos da função cerebral, como humor, estresse, entre outros.[33]

É possível que em breve seja recomendável a aplicação de probióticos específicos em recém-nascidos pré-termo para a redução do risco do aparecimento da enterocolite necrotizante. Entretanto, serão necessários estudos multicêntricos planejados e validados que confirmem sua eficácia e segurança. Outra aplicação possível dos probióticos, associados ou não aos prebióticos, é no caso do diabetes melito tipo 2 (DM2), na obesidade e na síndrome metabólica. Esses efeitos são consequentes ao papel dos probióticos na modulação da função da barreira intestinal. De fato, uma grande variedade de estudos com roedores indica que cepas probióticas podem ter um impacto favorável nas desordens metabólicas associadas com essas três condições clínicas. Entretanto, poucas pesquisas avaliaram se efeitos similares acontecem em estudos com humanos, comprometendo o entendimento sobre os benefícios dos probióticos e dos prebióticos na obesidade, diabetes e síndrome metabólica em humanos. A literatura indica que algumas cepas parecem ter um efeito benéfico em pacientes com DM2, mas são necessários mais estudos para apoiar o uso desses probióticos como terapia adjuvante no tratamento do DM2 e marcadores efetivos para alegação de saúde na síndrome metabólica.[33-35]

CONSIDERAÇÕES FINAIS E PERSPECTIVAS

Nos últimos anos, milhares de estudos demonstraram a importância do microbioma intestinal para a saúde humana e sua relação com diferentes tipos de doenças. Nesse sentido, os avanços nos conhecimentos a respeito do eixo microbiota-intestino-cérebro podem apresentar implicações práticas significativas e uma abordagem mais abrangente sobre prevenção e/ou tratamento de determinadas condições de saúde, incluindo os distúrbios neuropsiquiátricos. Adicionalmente, as pesquisas direcionadas ao microbioma intestinal expandiram ainda mais a área dos probióticos e prebióticos, bem como as intervenções relacionadas. No entanto, estudos adicionais, em particular ensaios clínicos multicêntricos, duplo-cegos, controlados por placebo, envolvendo um número grande de indivíduos, são necessários para que os efeitos potenciais dos agentes bióticos sobre esses distúrbios possam ser comprovados e seus mecanismos de ação desvendados. Avanços na biotecnologia e na bioinformática certamente fornecerão mecanismos mais detalhados sobre probióticos, prebióticos, simbióticos, posbióticos e psicobióticos e sua associação na prevenção e no tratamento de doenças direta e indiretamente relacionadas ao microbioma intestinal e ao sistema nervoso central.

REFERÊNCIAS

1. Cunningham M, Vinderola G, Charalampopoulos D, Lebeer S, Sanders ME, Grimaldi R. Applying probiotics and prebiotics in new delivery formats – is the clinical evidence transferable? Trends Food Sci Technol. 2021;112:495-506.
2. Walker AW, Hoyles L. Human microbiome myths and misconceptions. Nature Microbiol. 2023;8(8):1392-6.
3. Bäckhed F, Manchester JK, Semenkovich CF, Gordon JI. Mechanisms underlying the resistance to diet-induced obesity in germ-free mice. Proc Natl Acad Sci U S A. 2007;104(3):979-84.
4. Jumpertz R, Le DS, Turnbaugh PJ, Trinidad C, Bogardus C, Gordon JI, et al. Energy-balance studies reveal associations between gut microbes, caloric load, and nutrient absorption in humans. Am J Clin Nutr. 2011;94(1):58-65.
5. Cani PD, de Vos WM. Next-generation beneficial microbes: the case of Akkermansia muciniphila. Front Microbiol. 2017;8:1765.
6. Hou K, Wu ZX, Chen XY, Wang JQ, Zhang D, Xiao C, et al. Microbiota in health and diseases. Signal Transduct Target Ther. 2022;7(1):135.
7. Davis EC, Castagna VP, Sela DA, Hillard MA, Lindberg S, Mantis NJ, et al. Gut microbiome and breast-feeding: implications for early immune development. J Allergy Clin Immunol. 2022;150(3):523-34.

8. Collado MC, Cernada M, Baüerl C, Vento M, Pérez-Martínez G. Microbial ecology and host-microbiota interactions during early life stages. Gut Microbes. 2012;3(4):352-65.

9. Bäckhed F, Roswall J, Peng Y, Feng Q, Jia H, Kovatcheva-Datchary P, et al. Dynamics and stabilization of the human gut microbiome during the first year of life. Cell Host Microbe. 2015;17(5):690-703.

10. Fan Y, Pedersen O. Gut microbiota in human metabolic health and disease. Nat Rev Microbiol. 2021;19(1):55-71.

11. McGuinness AJ, Davis JA, Dawson SL, Loughman A, Collier F, O'Hely M, et al. A systematic review of gut microbiota composition in observational studies of major depressive disorder, bipolar disorder and schizophrenia. Mol. 2022;27(4):1920-35.

12. Zang Y, Lai X, Li C, Ding D, Wang Y, Zhu Y. The role of gut microbiota in various neurological and psychiatric disorders-an evidence mapping based on quantified evidence. Mediators Inflamm. 2023;2023:5127157.

13. Socała K, Doboszewska U, Szopa A, Serefko A, Włodarczyk M, Zielińska A, et al. The role of microbiota-gut-brain axis in neuropsychiatric and neurological disorders. Pharmacol Res. 2021;172:105840.

14. Hill C, Guarner F, Reid G, Gibson GR, Merenstein DJ, Pot B, et al. Expert consensus document. The International Scientific Association for Probiotics and Prebiotics consensus statement on the scope and appropriate use of the term probiotic. Nat Rev Gastroenterol Hepatol. 2014;11(8):506-14.

15. Zheng J, Wittouck S, Salvetti E, Franz CMAP, Harris HMB, Mattarelli P, et al. A taxonomic note on the genus Lactobacillus: description of 23 novel genera, emended description of the genus Lactobacillus Beijerinck 1901, and union of Lactobacillaceae and Leuconostocaceae. Int J Syst Evol Microbiol. 2020;70(4):2782-858.

16. Sanders ME, Merenstein DJ, Reid G, Gibson GR, Rastall RA. Probiotics and prebiotics in intestinal health and disease: from biology to the clinic. Nat Rev Gastroenterol Hepatol. 2019;16(10):605-16.

17. Sanders ME, Merenstein D, Merrifield CA, Hutkins R. Probiotics for human use. Nutr Bull. 2018;43:212-25.

18. Gibson GR, Hutkins R, Sanders ME, Prescott SL, Reimer RA, Salminen SJ, et al. Expert consensus document: The International Scientific Association for Probiotics and Prebiotics (ISAPP) consensus statement on the definition and scope of prebiotics. Nat Rev Gastroenterol Hepatol. 2017;14(8):491-502.

19. O'Riordan KJ, Collins MK, Moloney GM, Knox EG, Aburto MR, Fülling C, et al. Short chain fatty acids: microbial metabolites for gut-brain axis signalling. Mol Cell Endocrinol. 2022;546:111572.

20. Morais LH, Schreiber HL 4th, Mazmanian SK. The gut microbiota-brain axis in behaviour and brain disorders. Nat Rev Microbiol. 2021;19(4):241-55.

21. Ballan R, Battistini C, Xavier-Santos D, Saad SMI. Interactions of probiotics and prebiotics with the gut microbiota. Prog Mol Biol Transl Sci. 2020;171:265-300.

22. Swanson KS, Gibson GR, Hutkins R, Reimer RA, Reid G, Verbeke K, et al. The International Scientific Association for Probiotics and Prebiotics (ISAPP) consensus statement on the definition and scope of synbiotics. Nat Rev Gastroenterol Hepatol. 2020;17(11):687-701.

23. Salminen S, Collado MC, Endo A, Hill C, Lebeer S, Quigley EMM, et al. The International Scientific Association of Probiotics and Prebiotics (ISAPP) consensus statement on the definition and scope of postbiotics. Nat Rev Gastroenterol Hepatol. 2021;18(9):649-67.

24. Dinan TG, Stanton C, Cryan JF. Psychobiotics: a novel class of psychotropic. Biol Psychiatry. 2013;74(10):720-6.

25. Cheng Y, Liu J, Ling Z. Short-chain fatty acids-producing probiotics: a novel source of psychobiotics. Crit Rev Food Sci Nutr. 2022;62(28):7929-59.

26. Long-Smith C, O'Riordan KJ, Clarke G, Stanton C, Dinan TG, Cryan JF. Microbiota-gut-brain axis: new therapeutic opportunities. Annu Rev Pharmacol Toxicol. 2020;60:477-502.

27. Misra S, Mohanty D. Psychobiotics: a new approach for treating mental illness? Crit Rev Food Sci Nutr. 2017;59(8):1230-6.

28. Stilling RM, Dinan TG, Cryan JF. Microbial genes, brain & behaviour – epigenetic regulation of the gut-brain axis. Genes Brain Behav. 2013;13(1):69-86.

29. Foster JA, McVey Neufeld KA. Gut–brain axis: how the microbiome influences anxiety and depression. Trends Neurosci. 2013;36(5):305-12.

30. Cryan JF, Dinan TG. Mind-altering microorganisms: the impact of the gut microbiota on brain and behaviour. Nat Rev Neurosci. 2012;13(10):701-12.

31. Pachikian BD, Neyrinck AM, Deldicque L, De Backer FC, Catry E, Dewulf EM, et al. Changes in intestinal bifidobacteria levels are associated with the inflammatory response in magnesium-deficient mice. J Nutr. 2010;140(3):509-14.

32. Borrego-Ruiz A, Borrego JJ. An updated overview on the relationship between human gut microbiome dysbiosis and psychiatric and psychological disorders. Prog Neuropsychopharmacol Biol Psychiatry. 2024;128:110861.

33. Bron PA, Kleerenbezem M, Brummer RJ, Cani PD, Mercenier A, MacDonald TT, et al. Can probiotics modulate human disease by impacting intestinal barrier function? Brit J Nutr. 2017;117:93-107.

34. Xavier-Santos D, Bedani R, Lima ED, Saad SMI. Impact of probiotics and prebiotics targeting metabolic syndrome. J Funct Food. 2020;64:103666-83.

35. Ballan R, Saad SMI. Characteristics of the gut microbiota and potential effects of probiotic supplements in individuals with type 2 diabetes mellitus. Foods. 2021;10(11):2528-48.

16

Ômega-3 e o eixo intestino-cérebro: velho conhecido, novas perspectivas?

Marcia Daskal
Lara Natacci

INTRODUÇÃO

O interesse em explorar os ácidos graxos poli-insaturados ômega-3 (Pufa n-3) teve origem na observação epidemiológica que destacou uma menor incidência de doenças cardiovasculares entre os esquimós, associada à sua dieta. Foi identificado que os Pufa n-3 presentes em quantidades significativas em peixes de regiões frias (como salmão, atum e truta), frequentemente consumidos pelos esquimós, desempenhavam um papel protetor.[1] Desde então, já é bem estabelecido que os Pufa n-3 apresentam propriedades anti-inflamatórias e podem reduzir os processos inflamatórios e neurodegenerativos.[1,2]

Além do controle da inflamação, os Pufa n-3 também atuam na manutenção da integridade da barreira intestinal e acredita-se que possam melhorar a diversidade bacteriana intestinal. Seus efeitos na cascata inflamatória já são bastante conhecidos, e agora o foco de interesse é cada vez maior na investigação de seus efeitos na microbiota intestinal.[2,3] Para ter uma dimensão da crescente importância do papel dos Pufa n-3 na regulação da microbiota e da imunidade intestinal, esses componentes foram descritos como um dos *hotspots* na pesquisa de bioquímica nutricional,[4] e chegaram a ser considerados prebióticos.[2]

MICROBIOTA E INFLAMAÇÃO

A composição da microbiota intestinal exerce um papel fundamental nas funções do eixo intestino-cérebro. A permeabilidade intestinal aumentada pode estimular respostas imunológicas e inflamatórias por meio de endotoxinas e citocinas pró-inflamatórias que, por sua vez, podem piorar a disbiose e reforçar a permeabilidade intestinal.[2,3]

A endotoxemia metabólica derivada da disbiose intestinal é um fator central na patogênese da inflamação de baixo grau e um fator de base no envelhecimento e nas doenças crônicas modernas. Inclusive, acredita-se que possa haver relações entre disbiose e alterações comportamentais e neuro-degenerativas.[1,2,5,6]

Fatores nutricionais podem influenciar os mecanismos pelos quais a microbiota interfere na saúde intestinal e na função imune, afetando a produção de citocinas infamatórias e endotoxinas, diminuindo ou aumentando determinadas cepas de bactérias, interferindo na composição e diversidade da microbiota, na qualidade de seus metabólitos, no controle da inflamação e na integridade da barreira da mucosa intestinal.[2,3]

OS ÁCIDOS GRAXOS POLI-INSATURADOS ÔMEGA-3 E ÔMEGA-6

Os ácidos graxos poli-insaturados das categorias ômega-3 (n-3) e ômega-6 (n-6) são compostos de cadeia longa que contêm de 14 a 22 átomos de carbono.[1]

Dentro da classe de Pufa, destacam-se duas famílias principais, n-3 e n-6, cada uma representada por um ácido graxo essencial, sendo eles o alfalino-lênico (n-3) e o linoleico (n-6)[1] (Quadro 1).

QUADRO 1 Principais ácidos graxos e suas famílias

Os principais ácidos graxos da família n-3 são:
- Alfalinolênico (C18:3 – 18 carbonos e 3 insaturações)
- Eicosapentanoico (C20:5 – 20 carbonos e 5 insaturações)
- Docosa-hexaenoico (C22:6 – 22 carbonos e 6 insaturações)
O principal ácido graxo da família n-6 é o ácido linoleico (C18:2 – 18 carbonos e 2 insaturações).

Esses ácidos graxos são considerados essenciais, uma vez que os seres humanos não têm a capacidade de produzi-los em quantidades suficientes para atender às necessidades desses compostos.[1,7] Os ácidos graxos das famílias n-6 e n-3 são adquiridos pela alimentação ou sintetizados pelo organismo a partir dos ácidos linoleico e alfalinolênico presentes na dieta, mediante a ação das enzimas alongase e dessaturase. Essa conversão na forma ativa é menos eficiente que a ingestão dietética. Por essa razão, recomenda-se o consumo de alimentos ricos em ácidos eicosapentanoico (EPA) e docosa-hexaenoico (DHA) ou sua suplementação.[2]

O ácido graxo alfalinolênico (ALA) é encontrado em diversas fontes, como plantas, animais e espécies marinhas, com concentrações significativas na semente de linhaça, em que a quantidade de ALA varia de 44,6 a 51,5% do total de ácidos graxos. Ele também é também encontrado em vegetais de folhas verdes, nozes e sementes de chia. Atualmente, frutos do mar e peixes provenientes de águas frias e profundas representam a principal fonte de EPA e DHA na maioria dos países industrializados. Entretanto, quantidades significativas desses ácidos podem ser obtidas pelo consumo de proteínas de animais alimentados com dietas ricas em n-3, incluindo ovos de galinha e carnes de bovinos criados com essa suplementação.[1]

No Brasil, sardinha e bonito são peixes que apresentam os maiores teores de DHA e EPA em seus filés, sendo considerados excelentes fontes desses ácidos.[1]

ÁCIDOS GRAXOS POLI-INSATURADOS E SISTEMA NERVOSO CENTRAL

Os ácidos graxos n-3 estão amplamente presentes no cérebro humano e parecem desempenhar um papel na regulação dos processos inflamatórios, neurogênese e plasticidade das conexões sinápticas. Ao longo da vida, esses ácidos graxos exercem um papel crucial na função e estrutura cerebral, interferindo na regulação da neurotransmissão, neurogênese, sobrevivência celular e neuroinflamação.[1,8]

Dentre os ácidos graxos n-3, o DHA é o que se encontra em maior quantidade no cérebro. A síntese endógena de EPA, DHA e DPA no cérebro é limitada, sugerindo que os níveis cerebrais são mantidos por meio da dieta ou da produção hepática.[8]

Um papel crucial do DHA na membrana é modular a síntese de fosfatidilserina, pois o acúmulo e a biossíntese dessa substância nos tecidos neuronais são sensíveis aos níveis de DHA na membrana. O aumento no conteúdo de fosfatidilserina nas membranas neuronais pode impactar positivamente a sobrevivência neuronal.[7] De acordo com Simopoulos,[8] o DHA é incorporado rápida e seletivamente nas membranas de fosfolipídios neurais, onde desempenha um papel na manutenção das funções neuronais, incluindo a comunicação entre eles.

Segundo Marx et al.,[9] a inflamação crônica, caracterizada pelo aumento de citocinas pró-inflamatórias e proteínas de fase aguda, está associada ao

166 Microbiota e o eixo intestino-cérebro

desenvolvimento de transtornos mentais como depressão, esquizofrenia e transtorno bipolar.

ÁCIDOS GRAXOS POLI-INSATURADOS E INFLAMAÇÃO DE BAIXO GRAU

A inflamação crônica de baixo grau é caracterizada por níveis elevados de citocinas inflamatórias circulantes, como fator de necrose tumoral alfa (TNF-alfa), interleucina-1 (IL-1) e interleucina-6 (IL-6). A principal causa de inflamação crônica de baixo grau é a endotoxemia metabólica, que se apresenta pelo aumento gradual dos níveis plasmáticos de endotoxinas, especialmente os lipopolissacarídeos (LPS). Os LPS se ligam com receptores TLR4 (receptor do tipo Toll 4), ativando o inflamassoma e a expressão de citocinas inflamatórias.[5]

Sabe-se que os ácidos graxos n-6 e n-3 têm um papel relevante e oposto na modulação da inflamação. Em geral, atribui-se aos n-6 a promoção da inflamação, e aos n-3, propriedades anti-inflamatórias.[5]

Como os n-6 e os n-3 competem pelas mesmas enzimas para sua síntese e metabolismo, sua proporção nos tecidos corporais seria determinante dos mediadores lipídicos envolvidos na resposta inflamatória.[5]

Nas últimas décadas, a relação de consumo n-6/n-3 alterou-se drasticamente de 1:1 para 10:1 a até 50:1, pelo aumento do consumo de alimentos ricos em n-6 e pobres em n-3.[1,5]

A explicação está na mudança do padrão alimentar rico em vegetais e fontes marinhas para um drástico aumento no consumo de cereais, óleos vegetais e grãos ricos em n-6, também denominada "dieta ocidental" (*Western diet*), rica em açúcar, gordura saturada, gordura *trans* e sódio, além de reduzida em fibras.[1,2,6]

Por esse motivo, muitos estudos sugerem efeitos benéficos da suplementação com Pufa n-3 em diversas doenças crônicas, atribuindo a eles propriedades anti-inflamatórias. Níveis teciduais elevados de n-3 podem suprimir a produção de citocinas inflamatórias, particularmente TNF-alfa, IL-1-beta e IL-6.[5] Porém, os efeitos benéficos dos níveis teciduais de n-3 elevados dependem da modulação da microbiota.[5]

A proporção tecidual de Pufa n-6/n-3 parece ser determinante do perfil de microbiota intestinal: uma razão n-6/n-3 elevada pode aumentar as proporções de bactérias inflamatórias e/ou produtoras de LPS e diminuir as bactérias supressoras de LPS ou anti-inflamatórias, ao passo que reduzir a razão tecidual n-6/n-3 tem o efeito oposto.[5]

Um estudo experimental demonstrou que ratos suplementados com óleo de peixe (rico em n-3) apresentaram redução nas bactérias produtoras de LPS e nas bactérias pró-inflamatórias, e um aumento nas bactérias supressoras de LPS e/ou anti-inflamatórias, assim como redução significativa nos marcadores de endotoxemia metabólica e inflamação. Os animais que receberam dieta com óleo de milho (rico em n- 6) apresentaram níveis aumentados dos indicadores inflamatórios. A suplementação de n-3 se mostrou efetiva na modificação da microbiota intestinal e na redução da endotoxemia metabólica e da inflamação.[5]

Os ácidos graxos de cadeia longa exercem influência sobre a inflamação por meio de diversos mecanismos, muitos dos quais estão relacionados a alterações na composição dos lipídios das membranas celulares. Mudanças nessas composições podem afetar a fluidez da membrana. Células envolvidas na resposta inflamatória são geralmente ricas em ácido araquidônico n-6, mas a administração oral de ácidos graxos n-3, como o EPA e o DHA, pode alterar o conteúdo de ácido araquidônico e dos ácidos graxos n-3.[1]

A suplementação com óleo de peixe altera a composição de ácidos graxos da membrana em escova da borda intestinal, possivelmente modulando a fluidez de membrana e o microambiente lipídico.[5]

COMO OS ÁCIDOS GRAXOS N-3 AFETAM O MICROBIOMA INTESTINAL

Atualmente, parece lógico acreditar que o efeito dos n-3 na microbiota seria um dos grandes responsáveis por seus benefícios à saúde.[4]

Os n-3 são absorvidos principalmente no intestino, onde alguns microrganismos podem utilizá-los diretamente na produção de diversas moléculas menores. Diversos estudos demonstram uma alteração na microbiota intestinal após suplementação com n-3.[4]

Os ácidos graxos n-3 afetam o microbioma intestinal (e, consequentemente, o eixo intestino-cérebro) de quatro maneiras principais:

1. Modulação do tipo e da abundância de microrganismos intestinais: a dieta ocidental é consistentemente associada com a diminuição da diversidade da microbiota. A disbiose intestinal parece estar fortemente associada a disfunções neurológicas e doenças degenerativas como Parkinson, demência e esclerose múltipla.[6]

Os n-3 podem influenciar a comunidade microbiana intestinal, que, por sua vez, também pode afetar o metabolismo e a absorção desses ácidos graxos.[4] Fu et al.[4] afirmam que os ácidos graxos poli-insaturados n-3 (DHA, EPA e ALA)

exercem efeitos profundos na microbiota intestinal, na interação hospedeiro-
-microbioma e nas interações entre o sistema imunológico do hospedeiro e
a microbiota intestinal. Consequentemente, a microbiota intestinal modula
a absorção e o metabolismo dos Pufa n-3 e modula direta ou indiretamente
as respostas fisiológicas e imunológicas subsequentes no hospedeiro.

**2. Alteração dos níveis de mediadores pró-inflamatórios, como endoto-
xinas (lipopolissacarídeos) e IL-17:** os LPS, produtos derivados da atividade
de bactérias Gram-negativas no intestino, podem provocar inflamação de
baixo grau ao atingirem a circulação sanguínea.[6]

Quando os LPS escapam pela parede intestinal para a circulação, isso
gera inflamação, além de agravar a permeabilidade intestinal e a disbiose. A
permeabilidade aumentada vai resultar em acúmulo de subprodutos bacterianos tóxicos, como LPS e o próprio DNA bacteriano na circulação porta
hepática. Pequenas quantidades de LPS na circulação já têm o potencial de
gerar uma resposta inflamatória.[2,4]

Os n-3 também podem modular a microbiota inibindo a produção de
mediadores pró-inflamatórios, como LPS, e promovendo a produção de
mediadores anti-inflamatórios.[4]

3. Regulação dos níveis de ácidos graxos de cadeia curta e seus sais:
um papel importante da microbiota na saúde do hospedeiro é a produção de
ácidos graxos de cadeia curta (AGCC).[6]

Os AGCC mais investigados são butirato, propionato e acetato, que estão
envolvidos na manutenção da integridade da barreira epitelial intestinal.[2,6]

Os AGCC, especialmente o butirato, são uma fonte de energia importante
para a mucosa do cólon. A modificação da microbiota com o favorecimento
de bactérias que produzem ácido butírico pela fermentação de fibras aumenta
a produção de butirato, que afeta a integridade da mucosa intestinal, diminuindo a inflamação e fortalecendo a mucosa do hospedeiro, que controla
expressão genética, inflamação, diferenciação e apoptose.[4]

A ingestão de n-3 aumenta significativamente a densidade populacional
de bactérias produtoras de butirato.[2,4]

4. Diminuição da permeabilidade intestinal: a disbiose pode diminuir
a produção de AGCC e perturbar a permeabilidade intestinal.[6] No estudo
de Neto et al. com roedores, a dieta ocidental estimulou uma disbiose mais
robusta do que outros modelos experimentais de obesidade.[6] Nesse estudo,
a suplementação de n-3 foi capaz de reverter algumas alterações da composição da microbiota causadas pela dieta ocidental, e, mesmo que não tenha
sido observada uma melhora na diversidade da microbiota intestinal (que

costuma ser atribuída às fibras alimentares, e não ao n-3), houve uma redução na endotoxemia.[6]

A integridade da mucosa intestinal é atribuída às *tight junctions*. O aumento da presença de bactérias protetoras da barreira intestinal como Bifidobacterium e a regulação das proteínas das *tight junctions* pela redução da razão n-6/n-3 pode proporcionar uma diminuição da permeabilidade intestinal, reduzindo o LPS sérico.[2]

Um aumento na expressão de ocludina, uma das proteínas das *tight junctions*, foi observado em diferentes regiões do cérebro com a oferta de n-3, indicando que o efeito dos n-3 é generalizado no cérebro.[6]

ENDOTOXEMIA E NEUROINFLAMAÇÃO

A endotoxemia metabólica pode ser determinada pela abundância de bactérias que afetam a produção de LPS e a função de barreira intestinal.[4] A endotoxemia por LPS circulante pode ser resultado da disbiose, tanto por um aumento das bactérias produtoras de LPS como pela redução nas bactérias inibidoras da síntese de LPS.[5]

Diminuir a abundância de bactérias produtoras de LPS é o mecanismo-chave para redução da endotoxemia.[4]

A diminuição da produção de AGCC e a infiltração de LPS acabam afetando o eixo intestino-cérebro, implicando respostas neuroinflamatórias.[6]

A neuroinflamação persistente pode interferir no funcionamento apropriado do cérebro e levar a prejuízos comportamentais, como perda de memória, conforme documentado em diversas desordens cognitivas associadas com níveis elevados de marcadores pró-inflamatórios em roedores.[6]

O consumo de n-3, além do conhecido efeito anti-inflamatório, também estimula a produção e a secreção intestinal de fosfatase alcalina, que induz a mudanças na composição das bactérias intestinais, resultando na menor produção de LPS e em uma diminuição da permeabilidade intestinal, reduzindo assim a endotoxemia e a inflamação.[2,5,6]

No estudo de Neto et al.,[6] o n-3 foi capaz de modular a microbiota de forma a favorecer a redução da endotoxemia pela diminuição da abundância de proteobactérias e de LPS.

Inflamação e disbiose são condições associadas a diferentes comportamentos, humor e transtornos psicológicos, incluindo transtorno depressivo maior (TDM), ansiedade e transtorno do espectro autista (TEA). Evidências crescentes mostram que a microbiota intestinal influencia o comportamento dos mamíferos.[2]

170 Microbiota e o eixo intestino-cérebro

Distúrbios psicológicos, como TDM e TEA, são caracterizados por maior permeabilidade intestinal, inflamação crônica de baixo grau, alteração na sinalização de neurotransmissores, alteração e disfunção do eixo hipotálamo-hipófise-adrenal (HHA), levando à liberação excessiva de corticosterona induzida pelo estresse. Todos esses processos são influenciados pela microbiota intestinal.[2]

Como a microbiota intestinal pode modular neurogênese, neurodesenvolvimento e comportamento dos mamíferos, e, uma vez que a disbiose está ligada a inflamação, distúrbios do neurodesenvolvimento e comportamentais, o correto desenvolvimento da microbiota parece ser fundamental para garantir o funcionamento adequado do cérebro e evitar alterações comportamentais e sociais.[2]

Vários fatores ambientais que prejudicam a composição da microbiota intestinal podem afetar o neurodesenvolvimento e aumentar o risco de distúrbios comportamentais.[2]

Até o momento, os dados são limitados sobre a administração de Pufa n-3 e os benefícios para distúrbios comportamentais, modulando a composição da microbiota intestinal. Por outro lado, já é conhecido que os Pufa n-3 exercem efeitos significativos no ambiente intestinal; no humor e no funcionamento cognitivo, como ansiedade e depressão; e modulam a composição da microbiota intestinal.[2]

Embora a maior parte dos estudos seja em modelos animais, Constantini et al.[2] arriscam sugerir a ideia de que os benefícios dos n-3 na saúde, nas funções cerebrais e no comportamento seriam derivados de seus efeitos na microbiota e, consequentemente, na funcionalidade do eixo intestino-cérebro.

CONSIDERAÇÕES FINAIS

Nas últimas décadas, estudos revelaram que o consumo de n-3 exerce um papel benéfico na saúde cardiovascular, imunológica, cognitiva, visual, mental, neurológica e metabólica.

Um acúmulo de evidências sugere relação entre o consumo de n-3 e a microbiota intestinal.[4]

Os n-3 podem alterar a diversidade e a abundância do microbioma intestinal, e a microbiota intestinal também pode afetar o metabolismo e a absorção dos ácidos graxos n-3.[4]

Aumentar os níveis teciduais de n-3 e diminuir a razão n-6/n-3 pode melhorar o perfil da microbiota intestinal e suprimir a inflamação crônica de baixo grau. Dado que a disbiose intestinal e a endotoxemia metabólica são

Capítulo 16 • Ômega-3 e o eixo intestino-cérebro: velho conhecido, novas perspectivas? **171**

frequentemente relacionadas a diversos problemas clínicos, a capacidade do n-3 de reverter essas condições sugere o potencial benefício de seu consumo para o eixo intestino-cérebro.

Embora a microbiota intestinal seja influenciada por uma gama de fatores, a dieta é um dos principais fatores modificáveis do eixo intestino-cérebro.[3] Parece interessante, à luz das evidências atuais, estimular o consumo das fontes alimentares e da suplementação de n-3, mediante avaliação personalizada conduzida pelo nutricionista, enquanto novos estudos sobre o n-3 no eixo intestino-cérebro são realizados.

REFERÊNCIAS

1. Natacci LC. Associação entre consumo de ácidos graxos ômega 3 e transtorno de ansiedade: análise transversal do Estudo Longitudinal de Saúde do Adulto (ELSA--Brasil) [dissertação]. São Paulo: Universidade de São Paulo; 2018.
2. Costantini L, Molinari R, Farinon B, Merendino N. Impact of omega-3 fatty acids on the gut microbiota. Int J Mol Sci. 2017;18(12):2645.
3. Daskal MD, Quaresma MVLS. Eixo intestino-cérebro e alimentação. In: Kachani AT, Cordás TA. Nutrição em psiquiatria. 2.ed. Santana de Parnaíba: Manole; 2021. p.138-49.
4. Fu Y, Wang Y, Gao H, Li D, Jiang R, Ge L, et al. Associations among dietary omega-3 polyunsaturated fatty acids, the gut microbiota, and intestinal immunity. Mediators Inflamm. 2021;2021:8879227.
5. Kaliannan K, Wang B, Li XY, Kim KJ, Kang JX. A host-microbiome interaction mediates the opposing effects of omega-6 and omega-3 fatty acids on metabolic endotoxemia. Sci Rep. 2015;5:11276.
6. Neto J, Jantsch J, Rodrigues F, Squizani S, Eller S, Oliveira TF, et al. Impact of cafeteria diet and n3 supplementation on the intestinal microbiota, fatty acids levels, neuroinflammatory markers and social memory in male rats. Physiol Behav. 2023;260:114068.
7. Dyall SC. Long-chain omega-3 fatty acids and the brain: a review of the independent and shared effects of EPA, DPA and DHA. Front Aging Neurosci. 2015;7:52.
8. Simopoulos AP. Evolutionary aspects of diet: the omega-6/omega-3 ratio and the brain. Mol Neurobiol. 2011;44:203-15.
9. Marx W, Moseley G, Berk M, Jacka F. Nutritional psychiatry: the present state of the evidence. Proc Nutr Soc. 2017;76(4):427-36.

17

Exames laboratoriais e mapeamento do microbioma intestinal

Ilanna Marques Gomes da Rocha
Rafael Malagoli Rocha

INTRODUÇÃO

Nosso ambiente intestinal abriga uma vasta comunidade de microrganismos, incluindo bactérias, archaea, vírus e fungos, formando o que é conhecido como microbiota intestinal (MI). Essa intrincada comunidade contém uma carga genética superior à do genoma humano, exerce uma influência significativa na fisiologia, metabolismo, nutrição e função imunológica e, por sua importância como uma unidade funcional única, é comumente referida como um "órgão metabólico".[1]

O campo de estudo do microbioma humano vivencia notável aumento nas pesquisas, especialmente na última década, graças a estudos experimentais, epidemiológicos, fisiológicos e ômicos. Essas investigações têm proporcionado uma compreensão abrangente do panorama microbiano, resultando em descobertas significativas relacionadas à promoção da saúde intestinal.[2] Nesse contexto, este capítulo se propõe a discutir o exame de mapeamento genético do microbioma intestinal, ferramenta crucial para compreender a composição e função microbiana, destacando sua associação com condições de saúde e doenças.

COMPOSIÇÃO E FUNÇÃO DA MICROBIOTA INTESTINAL

A composição e a densidade da colonização microbiana variam ao longo do trato gastrintestinal, com reduzida comunidade de microrganismos no estômago e intestino delgado, e crescente colonização até o cólon, que abriga o ecossistema microbiano mais densamente povoado do nosso corpo, com uma população que pode atingir até 10^{12} microrganismos.[3]

Em equilíbrio, a MI desempenha diversas funções, incluindo atuação metabólica de metabolização de componentes bioativos como ácidos graxos de cadeia curta (AGCC), síntese de vitaminas, neurotransmissores e ácidos biliares, bem como função protetora, com reforço à barreira intestinal e competição contra patógenos.[1]

O estudo da composição e função da MI, assim como sua relação com condições de saúde e doença, pode ser conduzido por meio de diversas técnicas, desde o tradicional cultivo em placa, que possibilita a identificação de microrganismos específicos, até a combinação de abordagens "ômicas", permitindo a integração de informações metagenômicas e metabolômicas.[1]

No cenário científico atual, as principais técnicas empregadas para avaliar o perfil da microbiota intestinal são o sequenciamento baseado em gene marcado, como o 16SrRNA, e a análise completa do genoma, conhecida como *whole genome sequencing* ou sequenciamento Shotgun.[4,5]

O sequenciamento baseado em gene marcado utiliza *primers* direcionados a uma região específica de um gene de interesse. Comparado a outras técnicas ômicas, amplificação e sequenciamento desses genes, como 16S rRNA para bactérias e ITS para fungos, são mais adotados por seu custo acessível, eficiência de tempo e capacidade de oferecer uma visão geral da comunidade microbiana.[4]

Por outro lado, o sequenciamento Shotgun possibilita a análise de todos os genomas microbianos presentes na amostra, proporcionando, por meio de uma "análise de varredura", informações mais detalhadas em comparação com o sequenciamento de genes de RNA ribossômico, bem como maior precisão nos parâmetros de diversidade e avaliação da capacidade funcional da comunidade de microrganismos.[6]

INTERPRETAÇÃO DO EXAME DE SEQUENCIAMENTO GENÉTICO DA MICROBIOTA INTESTINAL

A análise do sequenciamento genético possibilita a identificação de desequilíbrios na microbiota intestinal, bem como a correlação do perfil identificado com diversas condições de saúde e doença.

Na prática clínica, os exames de sequenciamento de microbiota fornecem as seguintes informações:[7] análise de distribuição, para avaliação de riqueza e diversidade microbiana; análise de taxonomização, com descrição da abundância relativa de filos, famílias, gêneros e espécies de microrganismos;

e análise de associação, para identificação de assinatura ou perfil de microbiota intestinal.

Os parâmetros de riqueza e diversidade microbiana são definidos, respectivamente, pelo número de diferentes espécies identificadas no sequenciamento e pela distribuição dessas espécies considerando sua uniformidade. A riqueza é determinada pelo índice Chao, enquanto a diversidade é medida pelos índices de Simpson e de Shannon, normalizados em uma escala de 0 a 10, sendo 10 o maior valor para diversidade microbiana.[7] Na relação entre microbiota, condições de saúde e doença, é descrito que comunidades microbianas ricas e diversas são mais resilientes e aptas a se reorganizar após estímulos indesejáveis, enquanto baixa riqueza e diversidade microbiana, influenciada por fatores diversos como seletividade alimentar, estresse, estilo de vida sedentário, etilismo, tabagismo e uso de medicamentos, apresenta-se como menos resiliente e é fortemente correlacionada com distúrbios metabólicos e imunomediados.[8]

A taxonomização dos microrganismos no exame de sequenciamento genético, como já citado, apresenta abundância relativa (descrita em percentuais) nos diferentes níveis de filos, famílias, gêneros e espécies microbianos.

Na avaliação de filos, observa-se que a microbiota intestinal de um indivíduo adulto saudável é composta majoritariamente por microrganismos pertencentes aos grupos Firmicutes e Bacteroidetes, que abrangem aproximadamente 90% da MI e têm razão F/B (Firmicutes/Bacteroidetes) próxima a 1.[9] Além desses, filos menos prevalentes, como Actinobacteria, Verrucomicrobia, Proteobacteria e Fusobacteria, também compõem a MI e podem afetar diretamente condições de saúde e doença.

Os filos Proteobacteria e Fusobacteria têm sido extensivamente examinados por sua associação com a disbiose e diversas condições patológicas, como doenças inflamatórias intestinais, câncer colorretal, enterocolite necrosante, síndrome do intestino irritável e síndrome metabólica.[9] Como é amplamente reconhecido, as espécies de Proteobacteria demonstram a capacidade de aderir à mucosa intestinal, comprometendo sua barreira e desencadeando processos inflamatórios. Além disso, possuem a habilidade de formar biofilmes, o que intensifica sua colonização duradoura no ambiente intestinal.[10]

Com base na distribuição de filos bacterianos, a Figura 1 ilustra situações distintas de equilíbrio e desequilíbrio na microbiota intestinal.

Na avaliação de gêneros descrevem-se, na microbiota de um indivíduo adulto saudável, *Bacteroides* e *Prevotella* como gêneros mais representativos do filo Bacteroides, enquanto *Clostridium*, *Eubacterium* e *Ruminococcus* são os representativos do filo Firmicutes.

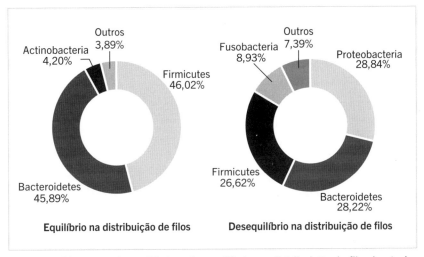

FIGURA 1 Situações de equilíbrio e desequilíbrio na distribuição de filos bacterianos no exame de sequenciamento genético da microbiota intestinal.
Fonte: Catta-Preta et al.[11]

Para a classificação de gêneros, também é descrito em literatura o conceito de enterótipos, com as seguintes distinções: enterótipo 1 (*Bacteroides*), enterótipo 2 (*Prevotella*) e enterótipo 3 (*Ruminococcus*). Essa categorização da microbiota em enterótipos, todavia, vem sendo questionada, uma vez que apresenta limitações, como a existência de mais de um enterótipo em um mesmo paciente.[12]

Além desses gêneros mais representativos, destaca-se a importância dos gêneros produtores de AGCC para a MI, como *Roseburia*, *Coprococcus*, *Eubacterium*, *Blautia*, *Roseburia* e *Faecalibacterium*.[13] Acetato, propionato e butirato, principais AGCC da MI, são produtos da fermentação de fibras, atuam como fonte de energia para os colonócitos, fortalecimento da barreira intestinal, regulação da imunidade e controle da inflamação local.[14] Por tais propriedades dos AGCC, níveis reduzidos desses gêneros podem se associar a diferentes condições clinicas, como doenças inflamatórias intestinais e distúrbios do eixo intestino-cérebro.

Enquanto gêneros produtores de AGCC são de grande relevância para uma boa saúde intestinal, gêneros pertencentes aos filos Proteobacteria e Fusobacteria estão relacionados a desequilíbrios na MI e condições de doenças.[10] *Fusobacterium*, pertencente ao filo Fusobacteria, é associado a maior risco de carcinogênese,[15] enquanto *Sutterella*, pertencente ao filo Proteobacteria, é associado ao aumento da permeabilidade intestinal por sua capacidade de degradação de IgA, adesão de microrganismos patogênicos na mucosa intestinal e indução da expressão de interleucinas (IL) 8 e 13, citocinas com capacidade de afetar a integridade da barreira epitelial.[16]

Na avaliação das espécies bacterianas, o exame de sequenciamento genético da microbiota intestinal descreve espécies marcadoras de saúde intestinal, com potencial inflamatório e patogênico.

As espécies marcadoras de saúde intestinal incluem *Akkermansia muciniphila*, *Faecalibacterium prausnitzii*, *Eubacterium rectale* e *Bifidobacterium* spp.

Tais espécies desempenham funções importantes na homeostase intestinal, como regulação da produção de mucina, produção de AGCC, proteção das células epiteliais contra ataques de patógenos, produção de imunoglobulinas, como IgG, e indução de expressão de mediadores anti-inflamatórios. Por tais mecanismos, reduzidos níveis dessas espécies comprometem a saúde intestinal e promovem resposta inflamatória crônica, enquanto níveis adequados atuam como agentes terapêuticos nas disfunções metabólicas e imunomediadas.[1,3,17]

O Quadro 1 apresenta os principais benefícios descritos na literatura para bactérias marcadoras de saúde intestinal.

QUADRO 1   Espécies marcadoras de saúde intestinal e seus benefícios à microbiota

Espécie marcadora de saúde	Benefícios descritos no ambiente intestinal
Akkermansia muciniphila	• Proteção às células epiteliais contra ataques microbianos; fornecimento de energia para o crescimento de microrganismos comensais. • Regulação de resposta inflamatória crônica.[17]
Faecalibacterium prausnitzii	• Produção de AGCC, especialmente butirato. • Propriedades imunomoduladoras e supressão de respostas pró-inflamatórias.[8]
Eubacterium rectale	• Produção de AGCC e aumento da biodisponibilidade de butirato para colonócitos epiteliais. • Modulação de inflamação, integridade intestinal e regulação da resposta imune.[18]
Bifidobacterium spp.	• Produção de AGCC. • Propriedades imunomoduladoras e supressão de respostas pró-inflamatórias.[19]

AGCC: ácidos graxos de cadeia curta.
Fonte: elaboração das autoras.

Exemplos de microrganismos com potencial patogênico incluem *Clostridium difficile, Klebsiella pneumoniae, Staphylococcus aureus, Helicobacter pylori* e *Serratia marcescens*. Ausentes ou em níveis reduzidos na microbiota de indivíduos saudáveis, elevados níveis de patógenos demandam atenção por desencadearem respostas fisiológicas inadequadas e ocasionarem situações de doença.[14,16]

Da mesma forma, aumento de microrganismos com potencial inflamatório, como *Ruminococcus gnavus, Ruminococcus torques, Bacteroides dorei* e *Bacteroides vulgatus*, deve ser avaliado cuidadosamente no exame, pois repercute em lesão tecidual e respostas inflamatórias, sendo observado em disfunções metabólicas e imunomediadas.[20]

O conjunto de dados obtidos a partir do exame de sequenciamento genético da MI possibilita a identificação de um perfil ou assinatura de microbiota. Esses termos referem-se ao padrão de microrganismos e suas abundâncias relativas, que distinguem grupos de indivíduos com uma condição clínica específica de indivíduos saudáveis.[7] Essa designação também pode ser definida como "características de microbiota compartilhadas por um grupo específico".

Para que uma condição clínica desenvolva sua própria assinatura de microbiota, são necessários estudos robustos, envolvendo muitos pacientes em diferentes localidades, a fim de evidenciar que o estado de doença promove um perfil específico de MI independentemente de fatores como sexo, etnia e localização geográfica. Dada a complexidade dessas investigações, até o momento são poucas as condições clínicas com suas assinaturas de microbiota devidamente descritas. Um exemplo de condição com uma assinatura identificada é a doença de Crohn.[21]

Nesse contexto, a Figura 2 apresenta um compilado dos principais desequilíbrios na MI descritos na literatura científica como perfil de microbiota para pacientes com doenças inflamatórias intestinais.

CONHECER PARA MODULAR – APLICABILIDADE DOS EXAMES DE SEQUENCIAMENTO GENÉTICO DA MICROBIOTA INTESTINAL NA PRÁTICA CLÍNICA

Conforme discutido neste capítulo, situações de disbiose, caracterizadas por diferentes apresentações, como diminuição da riqueza ou diversidade microbiana, ausência ou redução de microrganismos indicativos de saúde intestinal e aumento de microrganismos patogênicos, estão associadas ao desenvolvimento e prognóstico desfavorável de várias condições clínicas.[3] Com a crescente prevalência global de muitas dessas condições, a perspec-

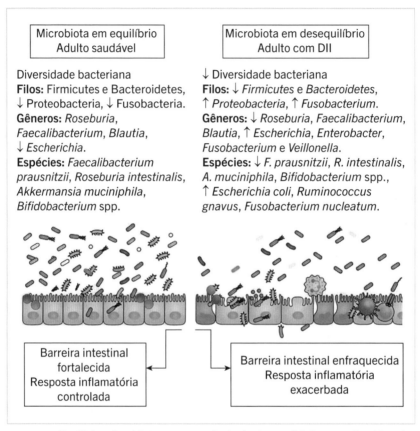

FIGURA 2 Perfil de microbiota com os principais desequilíbrios na microbiota intestinal de pacientes com doenças inflamatórias intestinais, comparado à composição da microbiota de pacientes saudáveis.

DII: doença inflamatória intestinal.

Fonte: Rocha, 2023.[22]

tiva de gerenciamento e compreensão aprimorada por meio da ciência do microbioma assume uma importância crucial.[2]

A investigação mais detalhada do microbioma possibilita a elaboração de estratégias de modulação da microbiota, que podem incluir modificações dietéticas e de estilo de vida, uso de nutracêuticos, prebióticos, probióticos e simbióticos, além do transplante de microbiota fecal em ambientes altamente disbióticos.[1,3]

Essas diversas oportunidades de ajuste da microbiota intestinal, considerando os diferentes parâmetros individuais relevantes para a formulação de

Capítulo 17 • Exames laboratoriais e mapeamento do microbioma intestinal **179**

intervenções personalizadas, vêm sendo continuamente exploradas. Tais estratégias têm como objetivo promover a saúde intestinal e podem ser aplicadas de forma tanto preventiva quanto terapêutica em diversas condições clínicas.

CONSIDERAÇÕES FINAIS

O contínuo desenvolvimento das técnicas de sequenciamento genético nos capacita a compreender a relevância da microbiota intestinal na regulação da saúde e da doença. Essa compreensão aprofundada da saúde intestinal possibilita abordar disfunções intestinais e extraintestinais de maneira personalizada e assertiva, intervindo no tratamento de uma ampla gama de condições clínicas.

Resumidamente, o estudo do microbioma apresenta perspectivas promissoras no campo do cuidado nutricional, em nível tanto individual quanto coletivo. Apesar dos desafios a serem enfrentados, a compreensão das interações entre o microbioma e a saúde humana abre novas possibilidades para a prevenção e o tratamento de doenças. A integração desse conhecimento com as práticas já utilizadas desempenha um papel crucial na melhoria da qualidade de vida e do bem-estar do paciente.

No entanto, alguns apontamentos devem ser feitos sobre o uso do sequenciamento genético da MI. É importante observar que esse exame não tem caráter diagnóstico, sendo necessária a correlação clínica e laboratorial para interpretação e utilização na prática clínica. No entanto, o exame de sequenciamento genético da MI possibilita a análise de associações, conhecidas como assinaturas microbianas.

No contexto das novas perspectivas para os exames de microbiota intestinal, a compreensão de outros reinos de microrganismos por meio do sequenciamento genético nos permite entender as interconexões entre eles, enxergando o microbioma como uma entidade integrada, não mais como agrupamentos distintos.

Embora a população bacteriana seja a mais estudada até o momento, o avanço de técnicas como gene 18S rRNA e região ITS, juntamente com o sequenciamento completo Shotgun, possibilita a exploração de outras comunidades microbianas, como a microbiota (comunidade fúngica), até então pouco explorada. Também é essencial conduzir mais pesquisas para compreender a dinâmica de curto e longo prazo do microbioma intestinal. Essas investigações aprofundadas têm o potencial de proporcionar novos *insights* sobre a composição e função do microbioma intestinal, abrindo caminho para a prevenção ou o tratamento de condições clínicas.

REFERÊNCIAS

1. Fan Y, Pedersen O. Gut microbiota in human metabolic health and disease. Nat Rev Microbiol. 2021;19(1):55-71.
2. Wilkinson JE, Franzosa EA, Everett C, Li C; HCMPH researchers and trainees; HCMPH investigators; Hu FB, Wirth DF, Song M, Chan AT, Rimm E, Garrett WS, Huttenhower C. A framework for microbiome science in public health. Nat Med. 2021;27(5):766-74.
3. Gomaa EZ. Human gut microbiota/microbiome in health and diseases: a review. Antonie Van Leeuwenhoek. 2020;113(12):2019-40.
4. Allaband C, McDonald D, Vazquez-Baeza Y, Minich JJ, Tripathi A, Brenner DA, et al. Microbiome 101: studying, analyzing, and interpreting gut microbiome data for clinicians. Clin Gastroenterol Hepatol. 2019;17(2):218-30.
5. Li Y, Jin Y, Zhang J, Pan H, Wu L, Liu D, et al. Recovery of human gut microbiota genomes with third-generation sequencing. Cell Death Dis. 2021;12(6):569.
6. Knight R, Vrbanac A, Taylor BC, Aksenov A, Callewaert C, Debelius J, et al. Best practices for analysing microbiomes. Nat Rev Microbiol. 2018;16(7):410-22.
7. Almeida AH, Rocha RM, Waitzberg DL. Interpretação dos resultados do sequenciamento genético da microbiota gastrointestinal por 16SrRNA. In: Waitzberg DL, Rocha RM, Almeida AH, editores. Microbiota gastrointestinal: da disbiose ao tratamento. São Paulo: Atheneu; 2021.
8. de Vos WM, Tilg H, Van Hul M, Cani PD. Gut microbiome and health: mechanistic insights. Gut. 2022;71(5):1020-32.
9. Adak A, Khan MR. An insight into gut microbiota and its functionalities. Cell Mol Life Sci. 2019;76(3):473-93.
10. Litvak Y, Byndloss MX, Tsolis RM, Bäumler AJ. Dysbiotic Proteobacteria expansion: a microbial signature of epithelial dysfunction. Curr Opin Microbiol. 2017;39:1-6.
11. Catta-Preta M, Camila C, Rocha IMG. Conhecer para modular: estratégias de avaliação da saúde intestinal. In: Marques I, organizadora. Modulação intestinal: do sequenciamento genético à prática clínica. Rio de Janeiro: Rubio; 2023.
12. Knights D, Ward TL, McKinlay CE, Miller H, Gonzalez A, McDonald D, Knight R. Rethinking "enterotypes". Cell Host Microbe. 2014;16(4):433-7.
13. Sun M, Wu W, Liu Z, Cong Y. Microbiota metabolite short chain fatty acids, GPCR, and inflammatory bowel diseases. J Gastroenterol. 2017;52(1):1-8.
14. Zmora N, Suez J, Elinav E. You are what you eat: diet, health and the gut microbiota. Nat Rev Gastroenterol Hepatol. 2019;16(1):35-56.
15. Brennan CA, Garrett WS. Fusobacterium nucleatum – symbiont, opportunist and oncobacterium. Nat Rev Microbiol. 2019;17(3):156-66.
16. Hansen IS, Baeten DLP, den Dunnen J. The inflammatory function of human IgA. Cell Mol Life Sci. 2019;76(6):1041-55.
17. Zhang T, Li Q, Cheng L, Buch H, Zhang F. Akkermansia muciniphila is a promising probiotic. Microb Biotechnol. 2019;12(6):1109-125.

18. Mukherjee A, Lordan C, Ross RP, Cotter PD. Gut microbes from the phylogenetically diverse genus Eubacterium and their various contributions to gut health. Gut Microbes. 2020;12(1):1802866.
19. Derrien M, Turroni F, Ventura M, van Sinderen D. Insights into endogenous Bifidobacterium species in the human gut microbiota during adulthood. Trends Microbiol. 2022;30(10):940-7.
20. Mills RH, Dulai PS, Vázquez-Baeza Y, Sauceda C, Daniel N, Gerner RR, et al. Multi-omics analyses of the ulcerative colitis gut microbiome link Bacteroides vulgatus proteases with disease severity. Nat Microbiol. 2022;7(2):262-76.
21. Pascal V, Pozuelo M, Borruel N, Casellas F, Campos D, Santiago A, et al. A microbial signature for Crohn's disease. Gut. 2017;66(5):813-22.
22. Rocha IMG. Microbiota intestinal associada à inflamação e permeabilidade intestinal em pacientes com doenças inflamatórias intestinais em remissão clínica [tese]. São Paulo: Faculdade de Medicina; 2023.

18

Comprometimento intestinal iatrogênico

Marise de Farias Lima Carvalho
Artur Jorge Lima Bezerra
Giovana de Alcântara Burzlaff Souto Mayor

INTRODUÇÃO

A microbiota intestinal representa um agrupamento de microrganismos que promovem a homeostase corporal ao desempenharem funções importantes para a manutenção da saúde humana, como a produção de vitaminas essenciais às funções vitais e à proteção do epitélio gastrintestinal, além do reconhecido impacto na imunidade do hospedeiro. Fatores como medicamentos, hábitos alimentares, nacionalidade, idade e via de parto são conhecidos por influenciar a composição da microbiota intestinal.[1] A comunicação entre funções intestinais e cerebrais superiores, conceito conhecido como eixo intestino-cérebro, sofre regulação dessa microbiota; tal eixo abrange um complexo que inclui vias do sistema nervoso central (SNC), do sistema nervoso periférico (SNP), do sistema nervoso entérico (SNE) e do sistema nervoso autônomo (SNA).[2] O conceito também inclui um conjunto de interações com influências endócrinas e imunológicas em indivíduos saudáveis e acometidos por doenças, estresse e ansiedade – por exemplo, são condições que ativam o eixo hipotálamo-hipófise-adrenal, um dos responsáveis pela modulação da fisiologia intestinal, o que justifica um número de disfunções intestinais associadas a essas condições.[3] Por outro lado, através da produção de neuro-hormônios, a microbiota estabelece comunicação e integração entre os centros cerebrais e o sistema nervoso entérico, a fim de regular as ações imunológica e endócrina e a autorregulação intestinal. Perturbações dessa relação de simbiose podem acarretar doenças dos sistemas neuroendócrino e imunológico.[4]

A associação entre microbiota e doenças neuropsiquiátricas tem sido investigada nos últimos anos. Petra et al.[4] analisaram a relação bidirecional cérebro-intestino, propondo alguns mecanismos (Quadro 1), e discutiram a patogênese de desordens como alterações de humor, transtornos de déficit de atenção, autismo, esclerose múltipla e obesidade. Dentre os achados, observaram-se maiores padrões de ansiedade e depressão associados a cepas específicas de bactérias e sua possível redução com o uso de alguns antibióticos. Os mesmos autores defendem que a microbiota intestinal estaria associada a determinadas alergias alimentares mais frequentes em pacientes com transtorno do déficit de atenção com hiperatividade (TDAH) e possivelmente dietas livres de corantes poderiam trazer benefícios à hiperatividade. Em recente metanálise, Nikolova et al.[5] estudaram os padrões de microbiota em pacientes com transtorno bipolar, depressão maior, esquizofrenia, anorexia nervosa, ansiedade, estresse pós-traumático, TDAH e transtorno obsessivo-compulsivo, e, em seus achados, a revisão identificou um padrão transdiagnóstico com o aumento das cepas pró-inflamatórias e a diminuição da produção de bactérias produtoras de butirato anti-inflamatório, compartilhado em pacientes com depressão, bipolaridade, esquizofrenia e ansiedade. O estudo dessa intrigante associação demanda maiores estudos/publicações para o avanço do conhecimento sobre o tema.

Assim como a associação entre doenças neuropsiquiátricas e intestino, os medicamentos usados no tratamento de tais condições também podem ter um papel importante na desregulação da microbiota. A exemplo disso, o impacto do uso de medicamentos não antibióticos na inibição de crescimento de espécies da microbiota intestinal já foi observado em experimentos *in vitro* com concentrações de medicamentos bem próximas da faixa encontrada no intestino humano.[6] Entre as classes possivelmente implicadas com modificação da flora intestinal estão antidepressivos, ansiolíticos, antipsicóticos e anticonvulsivantes, em um universo de mecanismos e implicações ainda em investigação. Neste capítulo, os autores trazem informações atualizadas do que se propõe estar relacionado na associação entre medicamentos usados para as principais síndromes neuropsiquiátricas e suas interferências na microbiota intestinal dentro do âmbito iatrogênico.

MEDICAMENTOS PSIQUIÁTRICOS E MICROBIOTA INTESTINAL

Anticonvulsivantes

Poucos estudos investigaram a associação entre ácido valproico e alterações na microbiota intestinal. No estudo prospectivo de Gong et al.,[7] com base na análise fecal de 10 voluntários com diagnóstico recente de epilepsia em

184 Microbiota e o eixo intestino-cérebro

QUADRO 1 Caminhos envolvidos na comunicação bidirecional entre microbiota intestinal, cérebro e sistema imunológico

Via	Efeito
Braço aferente	
Alteração da microbiota intestinal pelo uso de antibióticos/agentes infecciosos/bactérias probióticas	Alteração nos níveis circulantes de citocinas pró/anti-inflamatórias que afetam a função cerebral
Modulação de diversas reações metabólicas do hospedeiro	Produção de metabólitos essenciais (p. ex., ácidos biliares, colina, AGCC)
Geração de neurotransmissores ou neuromoduladores no lúmen intestinal	Indução da liberação de células epiteliais de moléculas que estimulam axônios aferentes
Mudanças no metabolismo do triptofano	Efeitos sobre o comportamento
Ativação de fibras vagais sensoriais	Transmissão de informações sobre o estado do intestino ao SNC
Braço eferente	
Ativação do eixo HHA	Regulação de células imunológicas localmente no intestino, afetando sistematicamente sua permeabilidade, motilidade, secreção, função de barreira e composição da microbiota intestinal
Reflexo colinérgico anti-inflamatório e/ou ativação simpática	Liberação de neurotransmissores que podem afetar a composição da microbiota intestinal, a permeabilidade intestinal e a imunidade local
Ativação de áreas reguladoras de saciedade do SNC	Impacto na disponibilidade de nutrientes para a microbiota intestinal e sua composição

AGCC: ácidos graxos de cadeia curta; HHA: hipotálamo-hipófise-adrenal; SNC: sistema nervoso central.
Fonte: adaptação de Petra et al., 2015.[4]

uso da medicação, foi sugerido que as alterações na composição da microbiota estariam envolvidas nas mudanças metabólicas relacionadas ao ácido valproico, embora o impacto da droga sobre a microbiota tenha sido baixo. Carbamazepina, topiramato, lamotrigina e seus excipientes foram estudados por Ilhan et al.,[8] e os achados sinalizaram interferências no aumento e na restrição do crescimento de diferentes variedades de cepas bacterianas, sugerindo possível impacto nos resultados clínicos das drogas estudadas, atrelado a mudanças da cepa. Novos estudos são necessários, uma vez que a literatura nesse tema é escassa.

Antidepressivos e ansiolíticos

Dentro dos medicamentos que afetam a microbiota intestinal, os antidepressivos costumam ser estudados conjuntamente com os ansiolíticos dentro da literatura.

Medicamentos antidepressivos e ansiolíticos têm poucos estudos publicados avaliando seu impacto sobre a microbiota intestinal. Boa parte das publicações inclui estudos experimentais e análise de múltiplas drogas de classes diferentes. Os inibidores seletivos da recaptação da serotonina (ISRS) foram extensamente estudados em uma revisão conduzida por McGovern et al.[9] Dentre os diversos mecanismos propostos sobre os efeitos antidepressivos desses medicamentos, a publicação postula sua ação direta sobre níveis circulantes de serotonina, além da suposta disbiose induzida por essas drogas, aventada a partir do efeito antimicrobiano e antifúngico demonstrado por diversas medicações dessa classe. Os pesquisadores adicionalmente levantam a possível interferência da modulação sobre os eixos simpático e hipotálamo-hipófise-adrenal como causa de mudanças da flora intestinal.

A fluoxetina também foi avaliada em conjunto com a amitriptilina em um estudo experimental quanto ao seu impacto sobre a microbiota intestinal. Os autores evidenciaram que houve impacto significativo na relação Firmicutes/Bacteroidetes. Houve redução nessa proporção, com destaque para a fluoxetina, e achados adicionais incluíram efeitos sobre resistência bacteriana e metabolismo de carboidratos.[10] Outro estudo, também em modelo animal, evidenciou o efeito de cinco classes de antidepressivos (fluoxetina, escitalopram, venlafaxina, desipramina e duloxetina) sobre a microbiota intestinal; seus achados revelaram redução da riqueza e aumento da diversidade beta em comparação com o grupo controle. Esses antidepressivos reduziram *Ruminococcus*, *Adlercreutzia* e Alphaproteobacteria não classificada. Os autores avaliaram em separado o grupo duloxetina, em que se identificou redução das cepas *Ruminococcus flavefaciens* (RF) e *Adlercreutzia equolifaciens* (AE) e se observou um efeito reverso, com diminuição do efeito antidepressivo da duloxetina com a recolocação da cepa RF no trato digestivo dos ratos estudados.[11]

O efeito antimicrobiano dos antidepressivos também foi investigado, no estudo de Ait Chait et al.,[12] fenelzina, venlafaxina, desipramina, bupropiona, aripiprazol e escitalopram foram testados e sua atividade bacteriostática e bactericida foi confirmada, com maior efeito observado no grupo desipramina e aripiprazol. Importantes cepas, como *Akkermansia muciniphila*, *Bifidobacterium animalis* e *Bacteroides fragilis*, foram significativamente alteradas com concentrações mínimas dessas drogas, o que reforça nossa hipótese acerca da repercussão dessa associação. Se, por um lado, parece claro o efeito antimicrobiano de diversas classes de antidepressivos, estudos têm revelado que eventos adversos neuropsiquiátricos podem advir do uso de antimicrobianos,[13] o que deixa mais intrigante nosso entendimento da dicotomia intestino-cérebro, aumentando a necessidade de mais publicações nessa área.

Estabilizadores do humor

Há poucas publicações disponíveis acerca do impacto da relação do uso de lítio em pacientes com transtornos de humor e sua relação com a microbiota intestinal. Cussotto et al.[14] avaliaram o efeito de estabilizadores de humor, incluindo lítio, valproato e aripiprazol, em estudos conduzidos em ratos e *in vitro*. Não foram demonstradas atividades antimicrobianas contra cepas específicas de *Escherichia coli* e *Lactobacillus rhamnosus*, entretanto houve aumento da riqueza e da diversidade da microbiota do hospedeiro, incluindo as espécies *Clostridium*, *Peptoclostridium*, *Intestinibacter* e *Christenellaceae*, o que possivelmente estaria implicado em seu efeito terapêutico. Efeitos anti-inflamatórios e imunomoduladores do lítio sobre o cólon foram investigados por Huang et al.[15] Ortega et al.[16] discutiram a possibilidade de os efeitos terapêuticos do lítio residirem em ações não exploradas na microbiota intestinal.

Hipnossedativos

Estudos já sugerem a associação bidirecional entre o sono e a microbiota intestinal a partir do eixo microbiota-intestino-cérebro, com comunicações do sistema imunológico, do nervo vago, do eixo hipotálamo-hipófise-adrenal, de neurotransmissores e de metabólitos bacterianos. Nesse sentido, sabe-se que a composição da microbiota está relacionada a melhores condições de sono e que os padrões e durações anormais do sono afetam essa composição.[17] Assim, enquanto alternativas farmacológicas que alteram a microbiota têm sido pensadas para tratar distúrbios do sono,[18] os impactos dos medicamentos hipnossedativos nessa associação devem ser mais estudados para maior esclarecimento dessa relação.

Antipsicóticos típicos e atípicos

Estudos têm buscado esclarecer melhor a relação entre antipsicóticos e seus efeitos na microbiota intestinal humana. A associação entre distúrbios metabólicos e alterações de microbiota a partir de antipsicóticos tem sido observada em alguns deles. A pesquisa de Yuan et al.[19] foi feita com 80 pacientes virgens de tratamento que tiveram um primeiro episódio de esquizofrenia e com 41 controles saudáveis para avaliar as alterações no metabolismo e na microbiota com o tratamento de risperidona por 24 semanas. Dos pacientes não controle, 41 seguiram o tratamento até o final e mediu-se o número de cópias de cepas de bactérias fecais. Observou-se um aumento significativo no número de *Bifidobacterium* spp. fecal e *Escherichia coli* e reduções no número de *Clostridium coccoides* e *Lactobacillus* spp. Além disso, houve aumentos importantes no peso corporal, índice de massa corporal, glicemia de jejum, colesterol LDL, triglicerídeos e outros parâmetros que, após conclusão dos autores, estiveram relacionados às alterações de *Bifidobacterium* spp. Paralelamente, no estudo de Morgan et al.,[20] 24 camundongos fêmeas da cepa C57BL/6J livres de germes foram testados quanto ao uso de olanzapina associada a uma dieta rica em gordura e foi visto o impacto de outro medicamento nessa relação. Nas 7 primeiras semanas não houve uma diferença expressiva no grupo placebo (n = 12) se comparado aos que receberam a olanzapina (n = 12). Após esse tempo, cada camundongo foi colonizado com amostras cecais da mesma cepa e observou-se, com a retomada do estudo, um aumento significativo de peso no grupo da olanzapina em relação ao grupo placebo, o que pôde ser explicado a partir do concomitante aumento da classe Erysipelotrichi do filo Firmicutes e diminuição da classe Bacteroidia do filo Bacteroidetes, padrão já associado à obesidade em humanos e camundongos.

Ainda dentro do campo dos antipsicóticos atípicos, o efeito da clozapina na redução da diversidade da microbiota foi visto no estudo de Yin et al.,[21] em que 61 pacientes sob efeito de monoterapia oral por pelo menos 6 meses puderam ser avaliados. Nessa pesquisa, o fator síndrome metabólica foi considerado na separação dos componentes de cada grupo e o efeito da clozapina na diversidade alfa da microbiota foi significativamente menor no grupo com a síndrome do que no grupo sem a síndrome. Além disso, houve uma diferença significativa na diversidade beta da microbiota intestinal entre os dois grupos.

Se, por um lado, parece clara a associação entre os antipsicóticos de segunda geração e impactos da microbiota intestinal, por outro os antipsicóticos de primeira geração ainda carecem de estudos mais aprofundados para que essa relação seja mais bem esclarecida.

Tendo em vista que os antipsicóticos, principalmente os de segunda geração, em estudos ainda iniciais promovem impactos na microbiota intestinal humana, é dedutível que mais um dos possíveis efeitos desses medicamentos seja a disbiose, predispondo a inúmeras patologias gastrintestinais e metabólicas caso sejam mal prescritos.

CONSIDERAÇÕES FINAIS

O estudo e a análise das relações de interação entre doenças neuropsiquiátricas e seus tratamentos e a microbiota intestinal humana são desafiadores. Pesquisas ainda incipientes povoam a literatura, demonstrando um real interesse dos pesquisadores sobre o tema, sugerindo efeitos potencialmente impactantes das doenças e seus tratamentos sobre a flora intestinal e vice-versa. Testa-nos a curiosidade científica e a expectativa por maiores esclarecimentos advindos de publicações futuras.

REFERÊNCIAS

1. Tomizawa Y, Kurokawa S, Ishii D, Miyaho K, Ishii C, Sanada K, et al. Effects of psychotropics on the microbiome in patients with depression and anxiety: considerations in a naturalistic clinical setting. International J Neuropsychopharmacol. 2021;24(2):97-107.
2. Medeiros CIS, Costa TP. Repercussão da microbiota intestinal na modulação do sistema nervoso central e sua relação com doenças neurológicas. Rev Cienc Med Biol. 2020;19(2):342.
3. Wang Y, Kasper LH. The role of microbiome in central nervous system disorders. Brain Behav Immun. 2014;38:1-12.
4. Petra AI, Panagiotidou S, Hatziagelaki E, Stewart JM, Conti P, Theoharides TC. Gut-microbiota-brain axis and its effect on neuropsychiatric disorders with suspected immune dysregulation. Clin Ther. 2015;37(5):984-95.
5. Nikolova VL, Smith MRB, Hall LJ, Cleare AJ, Stone JM, Young AH. Perturbations in gut microbiota composition in psychiatric disorders: a review and meta-analysis. JAMA Psychiatry. 2021;78(12):1343.
6. Maier L, Pruteanu M, Kuhn M, Zeller G, Telzerow A, Anderson EE, et al. Extensive impact of non-antibiotic drugs on human gut bacteria. Nature. 2018;555(7698):623-8.

Capítulo 18 • Comprometimento intestinal iatrogênico **189**

7. Gong X, Liu Y, Liu X, Li AQ, Guo KD, Zhou D, Hong Z. Analysis of gut microbiota in patients with epilepsy treated with valproate: Results from a three months observational prospective cohort study. Microb Pathog. 2022;162(105340):105340.

8. Ilhan ZE, Brochard V, Lapaque N, Auvin S, Lepage P. Exposure to anti-seizure medications impact growth of gut bacterial species and subsequent host response. Neurobiol Dis. 2022;167(105664):105664.

9. McGovern AS, Hamlin AS, Winter G. A review of the antimicrobial side of antidepressants and its putative implications on the gut microbiome. Aust N Z J Psychiatry. 2019;53(12):1151-66.

10. Zhang W, Qu W, Wang H, Yan H. Antidepressants fluoxetine and amitriptyline induce alterations in intestinal microbiota and gut microbiome function in rats exposed to chronic unpredictable mild stress. Transl Psychiatry. 2021;11(1).

11. Lukić I, Getselter D, Ziv O, Oron O, Reuveni E, Koren O, Elliott E. Antidepressants affect gut microbiota and Ruminococcus flavefaciens is able to abolish their effects on depressive-like behavior. Transl Psychiatry. 2019;9(1).

12. Ait Chait Y, Mottawea W, Tompkins TA, Hammami R. Unravelling the antimicrobial action of antidepressants on gut commensal microbes. Sci Rep. 2020;10(1).

13. Macedo D, Filho AJMC, Soares de Sousa CN, Quevedo J, Barichello T, Júnior HVN, et al. Antidepressants, antimicrobials or both? Gut microbiota dysbiosis in depression and possible implications of the antimicrobial effects of antidepressant drugs for antidepressant effectiveness. J Affect Dis. 2017;208:22-32.

14. Cussotto S, Strain CR, Fouhy F, Strain RG, Peterson VL, Clarke G, et al. Differential effects of psychotropic drugs on microbiome composition and gastrointestinal function. Psychopharmacology (Berl). 2019;236(5):1671-85.

15. Huang S, Hu S, Liu S, Tang B, Liu Y, Tang L, et al. Lithium carbonate alleviates colon inflammation through modulating gut microbiota and Treg cells in a GPR43-dependent manner. Pharmacol Res. 2022;175(105992):105992.

16. Ortega MA, Álvarez-Mon MA, García-Montero C, Fraile-Martínez Ó, Monserrat J, Martinez-Rozas L, et al. Microbiota-gut-brain axis mechanisms in the complex network of bipolar disorders: potential clinical implications and translational opportunities. Mol Psychiatry. 2023;28(7):2645-73.

17. Han M, Yuan S, Zhang J. The interplay between sleep and gut microbiota. Brain Res Bull. 2022;180:131-46.

18. Wang Z, Wang Z, Lu T, Chen W, Yan W, Yuan K, et al. The microbiota-gut-brain axis in sleep disorders. Sleep Med Rev. 2022;65(101691):101691.

19. Yuan X, Zhang P, Wang Y, Liu Y, Li X, Kumar BU, et al. Changes in metabolism and microbiota after 24-week risperidone treatment in drug naïve, normal weight patients with first episode schizophrenia. Schizophr Res. 2018;201:299-306.

20. Morgan AP, Crowley JJ, Nonneman RJ, Quackenbush CR, Miller CN, Ryan AK, et al. The antipsychotic olanzapine interacts with the gut microbiome to cause weight gain in mouse. PLoS One. 2014;9(12):e115225.

21. Yin F, Shi Z, Ma X, Ding K, Zhang Y, Ma S. Impact of clozapine monotherapy on gut microbiota and metabolism in people with schizophrenia. Front Microbiol. 2023;14:1253156.

Índice remissivo

A

Acidente vascular cerebral, 113
Ácidos graxos de cadeia curta, 50, 62
Ácidos graxos poli-insaturados, 164
Álcool, 92
Alimentação, 35, 65
Anorexia nervosa, 72
Ansiedade, 61
Ansiolíticos, 185
Anticonvulsivantes, 183
Antidepressivos, 185
Antipsicóticos, 187
Apneia obstrutiva do sono, 115
Atividade física, 17

B

Bactérias predatórias, 40
Barreira intestinal, 80
Barreiras imunológicas, 13
Bulimia nervosa, 73

C

Cirurgia bariátrica, 81

D

Depressão, 61
Diabetes, 124

Dieta, 17, 28
  mediterrânea, 145
  plant-based, 147
Disbiose, 71, 135
  intestinal, 15, 32
Distúrbios do sono, 114
Doença(s)
  de Alzheimer, 110
  de Parkinson, 111
  da tireoide, 125
  neurológicas, 109
Dor, 98
  crônica, 101
  neuropática, 105
  nociceptiva, 102
  nociplástica, 106
Drogas, 94

E

Eixo
  intestino-cérebro, 2, 44, 53, 61, 71, 109
Endotoxemia, 169
Enxaqueca, 112
Epilepsia, 111
Epitélio intestinal, 49
Estabilizadores do humor, 186
Estilo de vida, 28

F

FODMAP, 37

H

Hipnossedativos, 186

I

Imunidade, 49
Inflamação, 15, 99
    crônica de baixo grau, 166
Insônia, 115
Intestino
    delgado, 2, 3, 24
    grosso, 8, 24

L

Leaky gut, 15, 25, 32
Lipopolissacarídeos, 26

M

Medicamentos psiquiátricos, 183
Microbioma, 31, 44
Microbiota, 9, 15, 49, 61, 89, 101, 143
Microrganismos, 2, 15

N

Nervo vago, 48
Neuroinflamação, 49, 169
Neurotransmissão, 53
Nutrição, 35

O

Obesidade, 74, 78, 126
Ômega-3, 163
Opioides, 94

P

Patógenos, 28
Posbióticos, 155
Prebióticos, 39, 65, 75, 150
Probióticos, 29, 39, 65, 75, 150
Psicobióticos, 157
Psicoestimulantes, 94

R

Ritmo circadiano, 135

S

Saúde mental, 16
Sequenciamento genético, 173
Simbióticos, 39, 155
Sistema
    digestório, 2
    endócrino, 119
    nervoso central, 10, 109, 165
    nervoso entérico, 48
    nervoso periférico, 10
Substâncias psicoativas, 88
Suplementos, 29

T

Toxinas, 28
Transplante
    de consórcio bacteriano, 39
    de microbiota fecal, 39, 67
    de microbiota intestinal, 75
Transtorno(s)
    de compulsão alimentar, 74
    do espectro autista, 131
    alimentares, 70
    de humor, 63
    psiquiátricos, 61
Tratamentos medicamentosos, 29
Trato gastrintestinal, 9, 11, 31